the
upward spiral

Using Neuroscience to Reverse the
Course of Depression, One Small
Change at a Time

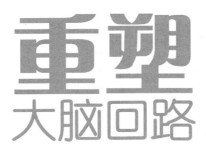

重塑
大脑回路

如何借助神经科学走出抑郁症

[美] 亚历克斯·科布（Alex Korb）著

周 涛 译

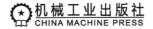

机械工业出版社
CHINA MACHINE PRESS

图书在版编目（CIP）数据

重塑大脑回路：如何借助神经科学走出抑郁症／（美）亚历克斯·科布（Alex Korb）
著；周涛译 . —北京：机械工业出版社，2018.5（2025.3 重印）
书名原文：The Upward Spiral: Using Neuroscience to Reverse the Course
of Depression, One Small Change at a Time

ISBN 978-7-111-59681-3

I. 重… II.① 亚… ② 周… III. 抑郁症－治疗 IV. R749.405

中国版本图书馆 CIP 数据核字（2018）第 074537 号

北京市版权局著作权合同登记 图字：01-2017-0744 号。

Alex Korb. The Upward Spiral: Using Neuroscience to Reverse the Course of Depression,
One Small Change at a Time.

重塑大脑回路：如何借助神经科学走出抑郁症

出版发行：机械工业出版社（北京市西城区百万庄大街 22 号 邮政编码：100037）
责任编辑：朱婧琬　　　　　　　　　　　　　责任校对：李秋荣
印　　刷：北京建宏印刷有限公司　　　　　　版　　次：2025 年 3 月第 1 版第 9 次印刷
开　　本：170mm×242mm　1/16　　　　　　印　　张：13.25
书　　号：ISBN 978-7-111-59681-3　　　　　　定　　价：59.00 元

客服电话：（010）88361066　68326294

版权所有·侵权必究
封底无防伪标均为盗版

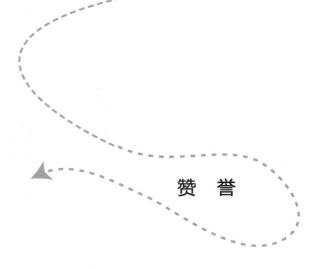

赞 誉

　　亚历克斯·科布博士的书是一本出色地集合了很多抑郁症背后神经科学原理的读物，同时也为读者提供了怎样利用正向循环走出抑郁症困扰的具体步骤。科布以通俗易懂的方式解释了神经科学，同时展示了不同的大脑故障是如何导致不同的抑郁症症状的。纵观全书，科布博士多次提及自己的亲身经历，从而使得本书的描绘愈加真实而且充满力量。对于那些正在同抑郁进行抗争并且希望在如何理解与控制抑郁方面得到更多指导的人来说，此书是必读不可的好书，同时也是那些希望更多地了解抑郁症神经科学原理与治疗方法的临床医生的必读之物。

　　　　——艾琳·萨克斯，南加州大学法学院教授，法学、
　　　心理学、精神病学以及行为科学教授，同时也是
　　《我穿越疯狂的旅程：一个精神分裂症患者的故事》
　　　　（*The Center Cannot Hold*）一书的作者

本书清晰而动人地解释了抑郁症背后的神经科学。科布将目光投向了抑郁症这一神秘又备受误解的疾病，并且在这一过程中启蒙读者去了解关于大脑的基本原理，了解大脑如何影响我们的情绪、动机、决策和行为，以及如何被它们所影响的过程。

——安森·多伦斯，北卡罗来纳大学教堂山分校女子足球

队主教练，也是《冠军视野》(*The Vision of a Champion*)

一书的共同作者

本书引人入胜、易于理解而又内容丰富，综合性地展示了当前关于抑郁症的最新思考和治疗手段等信息。作者充满技巧地将具有凝聚力的神经科学观点融合于众多实用策略指导中，这些来自日常生活中的实用策略指导既有助于减轻病理性负面情绪，又能够增强临床范围内幸福感，非常有效。

——海伦·迈贝格，埃默里大学医学院神经病学、放射学教授，

多罗西·富卡精神诊所精神病神经影像与治疗部主席

推荐序

在这趟非凡的大脑旅程中，我们出色的向导亚历克斯·科布博士从本书一开始就为我们提供了很多实用的知识和有用的工具，从而能够帮助我们改善自己的生活——它们是一些与众不同的思维方式和可供我们采用的具体行为措施。这些知识和工具究竟如何能够帮到我们呢？

我们现在已经知道，你为自己的心灵或者头脑所做的一切，比如你如何去聚焦自己的注意力，或者有意识地去重塑自己的思维，以及有目的地平复自己的情绪等，都会直接改变你的大脑。这也是神经可塑性（neuroplasticity）的关键所在，也就是我们的经历、包括我们为自己的心灵所做的一切，究竟如何能够改变大脑的活性，甚至永久地重塑我们的大脑。作为一名执业临床精神病医生，我很早就已经明白：了解大脑详细的工作方式，可以让每个人都有能力去改善自己的生活。本书则提供了非常强大和实用的方法，可以让像你一样的普通人利用这些神经科学知识来增强自己的人际关系、减轻担忧和焦虑，同时减缓抑郁的想法和情绪负担。

在这场迷人的心灵沉浸之旅中，你将与作者一同走进应用神经科学的重要世界，他曾在世界上最知名的神经科学研究项目中进行自己的博士研究工作，这些经历与他的个人成长历程一起，让他可以更进一步地接触到，人类大脑具有令人欣慰的能力——它们会将自己从不幸的趋势以及从担忧、焦虑和抑郁的下行旋涡中，重新调整回正常状态。不论你或是你认识的其他人表现出过多的思维反刍、过分的自我贬低或者彻底的抑郁情绪倾向，或者你仅仅是想利用关于大脑的敏锐科学知识来改善自己的生活，让它变得更易于理解和更有乐趣，本书都将是伴随你旅途的一份好礼物。

本书的文笔清晰，它所包含的前沿科学知识，以及它令人振奋地将最新研究转化为日常生活中的实用指导等优点让我觉得非常享受。即便这是我作为一名专注于大脑的精神病学家、精神治疗医生以及心理健康导师的固有研究领域，我仍然从本书中学到了很多东西，并且得到了很多乐趣。这是一本同时兼具实用信息和乐趣的好书。

我非常高兴和荣幸能够提供这篇推荐序来欢迎各位读者，因为你们将从中学习到不同的大脑区域如何通过并肩作战来减轻你的忧虑，增强你内心的安宁。你也能够将日常生活中偏向抑郁和焦虑下行旋涡的倾向转变为欢乐和清晰的正向循环。而且神奇的是，现代科学已经非常肯定，你可以利用自己的知识和理解来改变自己利用心灵力量形成生活中健康、快乐和良好人际关系的方式。而本书将告诉你如何实现这一切。

——丹尼尔·西格尔，哈佛大学医学博士，享誉国际的作者、
教育者和儿童心理专家，著有《全脑教养法》《去情绪化管教》等
多本畅销书

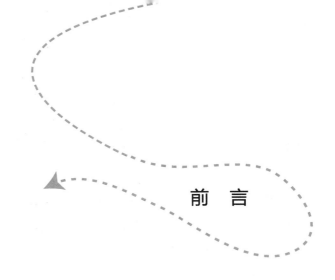

前　言

　　威斯康星州的麦迪逊市，一位 30 岁出头的年轻女性和她的丈夫坐在一间放满了文件资料的候诊室内等候着。一位科学家轻轻地将电极固定在她的脚踝上，然后引导她进入了一台核磁共振成像仪内。伴随着巨大的声响，仪器启动了，然后开始扫描并记录这名女性的大脑反应活性，同时还有一个小屏幕会提醒她脚踝将会遭受电击。当她躺在那里担心即将要出现的电击时，她大脑中的一系列脑区都表现出了预期的增强反应，其中大部分脑区都属于负责担忧和不适的神经环路。[1]过了一会儿，科学家又重新做了一次扫描，这一次她的丈夫在一旁一直握着她的手。她仍然会接收到相同的提醒和电击，但是这次她的大脑反应却和上次不太一样，担忧和不适环路中的反应活性平静了很多。

　　在日本，一名年轻男子一边在动感单车上骑行，一边接受科学家们利用红外光探测仪对他的大脑血流进行监测。仅仅 15 分钟的骑行就会在情绪控制环路中引起反应活性的增强和 5- 羟色胺神经递质水平的上升。[2]

　　在匹兹堡的一所医院内，医生们监测了正从脊髓手术中进行

恢复的病人病房内的日照总量。他们发现，那些搬到阳光充足房间的病人对疼痛的耐受更强，而且对止痛药的需求也更少。³

这些研究提示我们去重新认识抑郁症背后的神经科学。神经科学是对大脑进行研究的科学，包括我们的想法、感觉以及行为背后的生物学基础。最近几十年来的科学研究已经极大地改变了我们对于那些导致抑郁的大脑环路的观点和认识，并且增加了我们可以用来干预这些环路的知识。

从本质上来说，你的大脑充满了复杂和相互联系的神经环路。其中既有担忧环路和习惯环路，也有决策环路和疼痛环路，还有包括睡眠、记忆、情绪、计划、享受等在内的各种各样的环路，它们彼此之间都有交流。不论你是否患有抑郁症，我们每个人都拥有相同的神经环路，只是每种环路的独特调谐方式在每个人之间存在差异而已。抑郁症就是这些环路相互作用所产生的特定反应模式。尽管这听上去好像并没有多严重，但所引起的后果可能是毁灭性的。

也许有时候你会觉得任何事都很困难而且毫无意义。其实我们每个人都会时不时地产生这种感觉，而且这就是我们复杂大脑环路的一种随机产物而已。对于大多数人来说，这是一种短暂的感觉，稍纵即逝。但是由于在神经生物学上存在微小的差异，有一些人却会深陷其中。

幸运的是，以上提到的各项研究以及其他众多的研究，都完美地展示了生活中微小的改变究竟是如何在特定的大脑环路中引起大脑反应活性和化学过程变化的。我们已经知道了对抑郁形成有贡献的大脑环路，也知道如何去调整这些环路。随着大脑活性和化学过程开始改变，抑郁的进程也会随之而改变。

抑郁是一个下行旋涡

我们都知道卷入下行旋涡意味着什么。也许某个周五的晚上，你会收到邀请去参加一个晚会，但是你可能会突然冒出类似于"我觉得肯定没什么意思"的想法，所以最后你并没有去。然后你就一直窝在家里的沙发上看电视到很晚。第二天你睡过头了，而且觉得没什么精神。也没人给你打电话，所以你觉得更孤单了，但是这时你甚至会更不想去社交。好像什么事都特别无聊，所以整个周末你就这么一直无聊地躺着。很快你就会觉得不开心，而且很孤独，但是你也不知道自己能怎么办，因为每个决定好像都不怎么样。其实这就是抑郁状态的边缘。

下行旋涡之所以会出现，是因为发生在自己身上的事以及自己所做的决定改变了自己的大脑活性。如果你的大脑活性变得更糟，那么会让所有的事情像滚雪球一样失去控制，而这会进一步恶化那些负面的大脑变化，情况会继续变糟。幸运的是，对于大多数人来说，其他大脑环路中的活性能够让他们阻止并逆转下行旋涡，但是另一些人则没有这么幸运了。

人们经常会认为抑郁症就是一直保持在不开心的状态，但真实情况远不止于此。事实上，抑郁症患者并不是一定会感到悲伤——他们更多的是觉得麻木，就像是一块情感的荒地一样，绝望和无助。曾经充满乐趣的事已经不再吸引人：食物、朋友、爱好。精力也一落千丈。什么事好像都变得非常困难，而且很难去解释为什么，因为本来就不应该是这样。什么事都不值得去做，晚上很难睡着或者睡得踏实，疼痛给人的感觉更加强烈。根本没有办法集中精力，而且你还会觉得焦虑、羞愧和孤独。

抑郁的下行旋涡最大的问题就是它不但会将你拉入其中，而且会让你难以摆脱。抑郁是一种非常稳固的状态——你的大脑会变得想要按照这种将你保持在抑郁状态的方式进行思维和行动。所有那些有助于帮你对抗抑郁症的生活变化好像都变得非常困难。锻炼是有益的，但是你并不想锻炼。晚上睡个好觉也是有益的，但是你会失眠。和朋友一起做有意思的事也是有益的，但是任何事都让你觉得无趣，而且你也不想去麻烦别人。你的大脑被某种力量紧紧地吸住了——是抑郁将它拉入了旋涡，就像无情的引力那样。你的情绪就像是一颗处于碗底的珠子，不论你朝哪个方向推它，它最终又会落回原处。

抑郁是由不同大脑环路的调谐方式以及它们同外部世界还有它们之间的相互作用引起的。将一个简单的环路想象成麦克风和扬声器。如果它们之间按照某个特定的方式摆放，那么即使是很小的声音，也会反馈形成刺耳的尖叫。如果将它们的朝向稍稍做一个调整，问题就解决了。但这里的问题并不是出在麦克风或者是扬声器上。它们都在严格地按照自己应有的方式工作，真正的问题在于它们组成的系统以及二者的相互作用。抑郁的下行旋涡也是以同样的方式形成的，而且会被你的神经环路的特定调谐方式所影响和控制。

我们将会很快深入到更加专业的层面（会出现很多专业的科学词汇，比如海马、去甲肾上腺素），但是抑郁通常都会涉及大脑的思维（thinking）和感觉（feeling）环路紊乱的问题。尽管你的大脑能够被分为非常多的脑区，而引起抑郁的神经环路所依赖的脑区并不是很多。

大脑中有两个部分尤其应该受到指责：那就是前额叶皮层和边缘系统。简单地说，前额叶皮层基本上是大脑中负责思考的部分，边缘系统则是负责感觉的部分。抑郁的时候，这些脑区间的相互作用和交流方式偏离了正轨。负责思考的前额叶皮层本来应该帮助调节负责感觉的边缘系统，但是它并没有尽到责任。不过还好，我们有可能去改变它们相互作用和交流的方式，而这就是本书所要讲述的内容。

什么是正向循环

你无法改变自己现在身处何处，但是你可以改变自己将要去哪里。如果你的生活没有陷入旋涡，相反处于上升的螺旋中会怎么样？如果你突然有了更多的能量，睡眠也更好了，能更多地和朋友一起出去玩，感觉也更高兴了又会怎么样？就像在抑郁的时候一样，你的神经环路同样有足够的潜力可以实现这一切。通常只需要一些积极正面的情绪就能够开启这一过程，然后它就会在生活的其他方面引起更多积极的变化。这就是正向循环的过程，而且它所具有的难以置信的效率已经在众多科学研究中被证明了太多次。[4] 不过这里的问题在于，大脑中究竟发生了什么改变？而且这个正向循环的过程是如何开始的？

结果表明，积极的生活改变实际上可以引起积极的神经改变，包括大脑的电活动，它的化学组成，甚至是它产生新神经元的能力。这些变化会影响你的大脑环路的调谐方式，从而引出更多积极的生活变化。比如，锻炼能够改变睡眠时的大脑电活动，从而可以减轻焦虑，改善情绪，让你有更多的精力去继续锻炼。相似地，表达感激的态度能够刺激 5- 羟色胺的产生，从而会改善你的情绪，让你能够克服不好的习惯，从而有更多值得感激的东西。任何一个小的改变都能够成为你的大脑所需的开始正向循环的推动力。

本书的内容

本书包含两个部分。第一部分解释了为什么大脑会陷入抑郁的下行旋涡之中，详细描述了其中所涉及的环路和神经化学物质，有的时候会显得过于专业，但是你并不需要做到像大脑外科医生一样理解大脑的基本工作原理。第一部分主要关注于理解你所能做出的改变，并且学会接受你无法改变的东西，二者都是正向循环的关键所在。

本书的第二部分描述了特定的生活改变如何能够改变不同大脑环路的活性，从而可以扭转抑郁的进程。除了理解和接受以外，还有 8 种非常强大的生活改变能够帮助对抗抑郁。之后的每一章都对应一种生活改变：锻炼（见第 5 章）、制定决策（见第 6 章）、改善睡眠（见第 7 章）、培养好习惯（见第 8 章）、生物反馈（见第 9 章）、感激（见第 10 章）、社交支持（见第 11 章）以及专业帮助（见第 12 章）。除此之外，还会有很多有用的小建议随时出现在书中，你可以根据自己的实际情况选择参考。比如，如果你需要一个科学的借口去做按摩的话，可以参考第 11 章。

迈出第一步

如果你不幸得了抑郁，但是还足够健康能够自己阅读本书，那么你已经具备了重塑自己的大脑并且扭转抑郁的基础。我们所有人的大脑环路都是一样的，所以不论你是否抑郁、焦虑、心情不佳或者感觉还不错，都可以利用相同的神经科学原理来改善自己的生活。你的大脑是一个正向反馈的系统：很多时候，只需要一个微小的改变就能够看到效果，就像是在洛杉矶的蝴蝶扇动翅膀会在纽约引起暴风雨一样。甚至你现在正在阅读前言的行为对你的大脑来说也是一种信息，说明你已经走上了好转的路程。

当然，本书并不能够提供解决抑郁症的完美方案，因为本来也不存在完美的解决方案，但是仍然有很多小的方法可以组合起来，起到比它们单独使用时更大的作用。利用好这些方法中的任何一种，都将会对你起到帮助的作用。所以迈出第一步是最重要的，而你现在就差迈出这一步了。

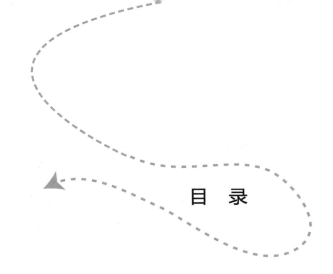

目 录

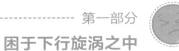

-- 第二部分

创造正向循环

㊀　本书注释在网站上，请登录 http://course.cmpreading.com，搜索本书，在相关页面下载。

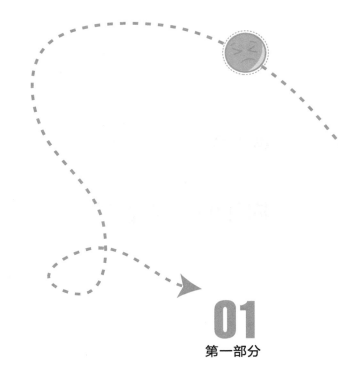

01

第一部分

困于下行旋涡之中

第 1 章

抑郁的大脑地图

大学高年级进行到一半的时候，几乎所有的事都让我感到崩溃。我开始为未来焦虑，因为不知道为什么，未来看上去越来越没有希望了。我记得那时身体好像变得格外沉重和缓慢，我不想和人交谈，上课也变得异常困难，甚至连食物都变得索然无味。到最后女朋友也离我而去，大概就是因为过去几个月里我已经成为一个可怜而又没用的包袱。从那以后，我开始出现各种各样的疼痛症状，并且睡眠也出现问题。新英格兰⊖的冬天变得格外漫长而又阴冷。

当时的我并不知道自己的抑郁程度，同样也没有意识到其实我一直都在不经意间阻止着我的大脑继续恶化下去。我做了很多户外活动，这帮助改善了大脑的多巴胺信号，也让我觉得生活有趣了些。继续参加课程不仅改变了我大脑中控制习惯的神经环路，也意味着我必须花一定时间走出去，在阳光下往返于上课的路上，这样会提高大脑的 5- 羟色胺水平，并且能改善睡眠时大脑的电活动。我同三个最好的朋友住在一起，

⊖ 指美国东北部地区，包括缅因州、康涅狄格州、马萨诸塞州、新罕布什尔州、罗得岛州和佛蒙特州。——译者注

每天同他们的交谈则改变着我大脑中的情绪环路同计划环路间的相互作用方式。虽然当时我丝毫没有意识到这些变化的存在，但这些变化最终让我脱离了抑郁状态的恶化。

我知道大多数抑郁患者都会发展到比我更加严重的状态，但是同样的神经科学原理依然适用。因为不管是否存在抑郁，人们的大脑并没有本质上的区别。实际上目前还没有任何一种脑部扫描手段能够诊断出抑郁症，不管是核磁共振成像（MRI）还是脑电图（EEG）扫描，所以简单地说，抑郁就是我们大脑神经环路的副产品而已。

作为一个情绪疾病领域的神经科学家，我必须承认其实每个人都存在不同程度的抑郁倾向，而这取决于我们大脑的连接方式。幸运的是，大多数人都拥有自我康复的能力，从而避免陷入抑郁的泥沼中。而对于没有这种能力的人来说，也并非完全没有希望，因为过去十年里，我们对于抑郁症所涉及的大脑神经环路的认识已经有了长足的进步，更加重要的是，我们开始更多地知道这些环路是如何发生改变的。本章中，我们将对这些神经环路进行一个总览。虽然信息量会比较大，但是我们将贯穿全书多次回顾这些环路，因此先行了解一些内容将是有好处的。各位读者也不必过分纠结于细节，因为我们想要让大家了解的是一幅更大的图景。

1.1　什么是抑郁症

关于这个问题，我们有一个好消息，也有一个坏消息。让我们先从坏消息开始：其实我们并不是完全了解抑郁症。我们的确已经知道抑郁的各种症状、所涉及的众多脑区以及神经化学物质，我们也知道很多抑郁症的诱因，但我们并没有像了解帕金森综合征和阿尔茨海默病等大脑疾病那样知道更多的细节。比如，我们知道帕金森综合征中哪些特定的多巴胺神经元出现了死亡，也知道阿尔茨海默病与哪些特定的蛋白分子相关，但是抑郁症的神经病理成因则更加细微难查。

你是否有抑郁症 如果你有连续两个星期几乎每天都会存在以下症状中的五项或者五项以上的表现，那么你很可能患上了重度抑郁症（但是只有精神健康领域的专家才能进行准确的诊断）。如果你的症状更少，那么可能只是较轻微的抑郁症。但不管是哪种程度的抑郁，积极的正向循环总会让你受益的。

- 抑郁的情绪，比如伤心、空虚的感觉或者持续的易怒、急躁。
- 对所有（或者几乎所有）活动的兴趣或者愉悦感降低。
- 显著且无意的体重下降、上升或者食欲增加。
- 失眠或者嗜睡。
- 极易被他人注意到的焦躁不安或者迟缓的行为。
- 疲劳感或者精力丧失。
- 觉得自己毫无用处或者过分的、不恰当的负罪感。
- 不能思考、集中精神或者做出决策。
- 经常出现死亡或者自杀的想法。[1]

尽管大多数疾病都是通过其致病原因来确定的（比如癌症或者肝硬化），但是目前对于抑郁症的确诊却仍然依靠一系列症状的判断。比如总是觉得自己毫无价值；对任何事情都不能提起兴趣，以及会为各种事而抓狂；睡眠出现障碍；感觉焦虑、有负罪感而且觉得生活没有继续下去的意义。所有这些表现都提示，你的大脑神经环路陷入了抑郁症的下行旋涡当中。当你表现出足够多的症状时，就会被确诊为抑郁症。不需要实验检测，也不需要核磁共振成像，仅仅凭症状而已。

现在让我们来看看那个好消息，那就是目前对于抑郁症的了解已经足够帮助人们理解抑郁时他们的大脑里究竟发生了什么，并使人们知道如何来改善大脑的状况。在本书中你将看到，体育锻炼、阳光、特别的睡眠方式、特定的肌肉活动甚至是感激的心态等这些都可以引起特定神经环路的活动性产生变化，从而扭转抑郁的发展趋势。而且实际上不管你是否已经被确诊为抑郁症，它们同样有效。无论你是焦虑或是身心状态不佳，同样的神经科学原理都可以让你更好地了解大脑，并且知晓如何来让它更好地工作。

1.2　抑郁就像交通堵塞

城市中川流不息的交通复杂而多变，有时它会突然出现阻塞，而有时即便是在高峰时刻也会很顺畅。股票市场和经济市场也具有类似的变化模式，对于天气和社会流行文化来说也是这样。从数学角度来讲，这类复杂动态的系统具有很多相似性，就像整个系统的变化方式，不管是一次交通拥堵、一场龙卷风、经济的衰退或者复苏、病毒一样疯狂传播的推文，或者一种新兴时尚，都会使整个系统陷入失控的状态，不论是正向的循环抑或是下行的旋涡。

为什么在俄克拉何马会有飓风产生而纽约不会呢？这并不是俄克拉何马的错，只是因为那里的条件正好合适而已：平坦的大地、恰当的温度变化和空气湿度以及特定的风速和风向都决定了飓风的产生。

对于大脑来说情况也是如此，抑郁的时候大脑并没有出现本质性的问题，仅仅是神经环路的某些特殊调整导致了抑郁倾向的产生。这种变化和大脑处理压力、计划、习惯、决策以及其他众多属于大脑神经环路动态交互过程行为的方式密切相关。一旦这种特定的调整方式开始形成，将在整个大脑中产生众多微小的变化，最终导致大脑陷入下行的旋涡中。

令人欣慰的是，对于大脑这种复杂的系统来说，一个小的改变往往就能产生巨大的效果。就像改变一个信号灯的时间也许就能导致或者逆转一场交通瘫痪的形成，一段 YouTube 视频会因为一条推文而呈现病毒式的迅速传播。而有时对于某一大脑环路的轻微调整也许就能逆转整个抑郁的进程。好在经过十多年的科学探索，人们已经知道如何去调整不同的神经环路，比如可以通过改变不同神经化学物质的水平，甚至通过促进新的大脑神经细胞的产生来实现。

1.3 神经科学入门课

在继续深入研究关于抑郁症具体的神经科学之前，我们先来聊聊关于大脑的一些基本知识。人的大脑由数十亿的微小神经细胞（即神经元）组成。就像数十亿的微芯片一样，神经元为大脑提供了处理和运算的能力。神经元通过沿着像电线一样的长分支传递电脉冲来实现同其他神经元之间的持续交流。当电脉冲信号到达神经元分支的末端时，神经元会释放出被称为神经递质（neurotransmitter）的化学信号物质。神经递质通过扩散至神经元之间的突触（synapse）结构并结合到下一个神经元上来实现信号的传递。所以整个大脑是通过数十亿的神经元发放电信号，并将其转换为化学信号来实现信息传递交流的。

每一次电脉冲信号以及后续所引起的神经递质释放，对于接收它的下一个神经元来说并非是一条指导它接下来该如何动作的简单命令，而更像是以一种投票的方式来决定它接下来应该做什么。神经元活动的总体特征有点儿类似总统选举，选举中每个人都会投票决定谁是总统，依赖于所有投票而产生的最终结果将会决定整个国家的走向。如果能够通过在几个关键的选情摇摆不定的州，仅仅改变几个百分点就实现选票总数改变的话，那么整个国家的进程可能都会因此改变。大脑的情况与此类似，通过改变少数关键脑区的神经元电活动发放频率，我们甚至可以影响整个大脑的活动特征。

数十亿个神经元相互连接在一起的场景感觉将会是一番相当混乱的景象，可实际上它们有着非常特别的组织和排列方式，并会在脑内形成各个小的区域。有些区域位于大脑的表面，被称为皮层（cortex）。表面这个词其实有点儿误导，因为大脑布满了褶皱，所以有些皮层区域实际上在褶皱中埋得挺深的。但与它相比，还有些大脑区域埋藏于更加深层的内部区域之中，叫作皮层下区域（subcortical regions），它们在进化上也更加古老。

每个脑区内的神经元都会相互交流，或者同其他脑区的神经元进行交流，这些相互交流的神经元所组成的网络被称作神经环路（neural circuits）。人们的大脑在运作时就像一系列相互连接的小型计算机那样。

就像我在前言里说的，我们有众多不同的神经环路来控制生活的方方面面。这些环路中的大多数都依赖于一些相同的有重叠的脑区，而且所有的环路之间会相互影响。不管你是感觉抑郁、高兴、饥饿或者欲火中烧，都是一系列神经环路按照不同方式相互影响的结果。

1.4   抑郁相关的化学物质

航班上的杂志封底会画上航线图来标明一家航空公司所有航班的

出发地和目的地。这给了我们一个很好的参照物来理解神经递质系统（neurotransmitter system）的组织方式，简单点儿说，神经递质系统就是所有可以释放或接收某种特定神经递质的神经元组成的群体。比如 5- 羟色胺系统就是由所有可以释放并且对 5- 羟色胺起反应的神经元所组成的（就像三角城市系统是由所有被三角形所连接的城市所组成的）。我们的大脑依赖众多不同功能的神经递质系统来实现不同类型的信息传递，这些递质系统在抑郁的过程中也有着不同的贡献。

在 20 世纪 60 年代的时候，抑郁症被认为是由于去甲肾上腺素这一神经递质的总量太少而导致的。几年之后的理论又认为 5- 羟色胺的缺乏导致了抑郁的形成。现在我们知道真实的情况要比这些理论复杂得多，5-羟色胺和去甲肾上腺素的确参与到了抑郁的形成中，但是多巴胺和其他很多神经递质同样有所贡献。

下边列出了所有可以影响并且会被抑郁症所影响的神经递质，这是挺长的一个名单，但是它们中的大多数都将在本书中被多次提及。各位读者也不必去记住所有这些名称，只需要了解每种递质系统的主要功能即可。

- 5- 羟色胺——增强意志力和动机、积极性，改善情绪。
- 去甲肾上腺素——促进思考和注意力集中，增强应对压力的能力。
- 多巴胺——促进乐趣和享受感，是改掉坏习惯所必需的。
- 催产素——促进信任、爱和联系感，减少焦虑。
- 伽马氨基丁酸——增强放松感和减轻焦虑。
- 褪黑激素——改善睡眠质量。
- 内啡肽——介导疼痛的解除及愉悦感。
- 内源性大麻素——改善食欲，增强平和感和幸福感。

多晒太阳 明媚的阳光可以帮助促进 5- 羟色胺的大量合成，并且可以改善褪黑激素的释放，从而使你有一个好的睡眠（见第 7 章）。如果你是一个只愿意宅在家里的人，那么尝试每天正午的时候出去走几分钟，随便散散步、听听音乐，哪怕就是简单地晒晒太阳也好。

虽然听上去有点儿简单，但是总体上来说，每种神经递质都对抑郁症的各种不同症状有所贡献。比如，5- 羟色胺系统的功能异常会导致意志力的缺乏和积极性的降低。而难以集中注意力并进行思考则很可能是去甲肾上腺素系统出了问题。多巴胺系统的异常会导致坏习惯的形成以及缺少乐趣感。所有这些神经递质都是大脑中众多的神经环路行使各种正常功能所必需的，而且更复杂点儿来说，它们之间其实都是相互作用的。由于抑郁症并非只是由单纯的去甲肾上腺素、5- 羟色胺及多巴胺等神经递质的不足所导致，所以简单地提高这些递质的水平并不能解决全部问题，但这仍然可以解决部分问题，5- 羟色胺的激增会介导更好的情绪状态、更好的设定目标以及避免坏习惯形成的能力。去甲肾上腺素的增加意味着注意力能更集中并可以减轻压力，更多的多巴胺通常意味着更多的乐趣。

虽然本书描述了很多微小的生活改变将如何改变这些神经递质系统的活动性，但这背后真正的原理复杂很多，我们在这里只强调一些要点。从本质上来说，"增加 5- 羟色胺活性"这个说法可能意味着几种不同的情况。它可以是指大脑合成了更多的 5- 羟色胺或者表达了更多的 5- 羟色胺受体，也有可能是 5- 羟色胺受体对 5- 羟色胺的亲和力增强了。同样，它也可以表示已经合成出来的 5- 羟色胺降解速度变慢了，或者是弥散到突触间隙的 5- 羟色胺停留时间变得更久，从而使得它们有更多的机会结合到下一个神经元上，而不是很快地被释放它的神经元重新吸收回去。以上任何一个方面的变化都会引起 5- 羟色胺活性的增强。比如，大多数抗抑郁药就是通过阻断 5- 羟色胺重摄取蛋白的功能（称为 5- 羟色胺转运体，serotonin transporters），增加了可以作用在受体上的 5- 羟色胺总量来起到抗抑郁的作用。

除了神经递质以外，其他神经化学物质同样有着非常重要的影响。比如脑源性神经营养因子（brain-derived neurotrophic factor，BDNF）就会通过帮助新生神经元的生长从而影响整个大脑的健康。甚至某些来自免疫系统的特定化学物质同样可以改变神经信号，并在抑郁状态下表现出活性变化。[2] 不过我想对于参与到抑郁中的各种化学物质，我们已经了解的足够多了，下边让我们开始了解关于神经环路的部分吧。

1.5 抑郁的基本神经环路

正如我在前言里介绍的，抑郁主要是因为负责思考的前额叶皮层与负责情绪的边缘系统之间的交流出了问题。大脑的这些区域组合在一起被称为前额叶 – 边缘系统（fronto-limbic system），因为它们形成了一个密切联系的群体，就像欧洲是由一系列紧密相连的国家所组成的那样。前额叶 – 边缘系统系统调节着人们的情绪状态，当它不能正常工作时，就会将人们推向抑郁的边缘。

下面我们将认识一下前额叶 – 边缘系统中的一些关键脑区，以及同它们有着密切联系的大脑区域。我将列出它们的完整名单，不过大家不用担心记不住所有细节，因为我们将在本书中多次提到这些脑区。

1.5.1 "思考"的大脑

前额叶皮层（prefrontal cortex）之所以叫这个名字，就是因为它是改变前额叶皮层内的神经活性有助于改善这些症状，并且能够改变坏的习惯并增强意志力。

位于大脑的最前端的部分。它差不多是整个大脑前 1/3 的表层结构，就处在额头的正后方。它就像整个大脑的首席执行官，也就是处于计划与决策环路的中心地位，同时还负责控制冲动行为与动机。

前额叶皮层是大脑皮层中在进化上最晚出现的部分，人类拥有比其他任何动物都要大的前额叶皮层，这赋予了我们巨大的进化优势，但同时也带来了一些问题。在抑郁状态下，忧虑感、负罪感、羞愧感、不能清晰地思考以及犹豫不决等症状都是前额叶皮层所介导的。改变前额叶皮层内的神经活性有助于改善这些症状，并且能够改变坏的习惯并增强意志力。

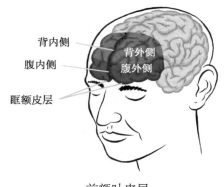

前额叶皮层

前额叶皮层的排列可以按照两个轴向进行，即垂直向和水平向。这样可以将它大致划分为四个象限。这四个基本象限分别是前额叶皮层的顶部 – 中央，顶部 – 边缘，底部 – 中央及底部 – 边缘部分。当然，科学家们喜欢更加酷一点儿的词，所以靠近顶部的部分被称为"背侧"（dorsal），就像海豚的背鳍，而靠近底部的部分则被称为"腹侧"（ventral，来自拉丁语的"肚子"一词）。靠近中间的部分被称为"内侧"（medial），而边缘部分被称为"外侧"（lateral）。举个例子，比如我们的鼻子就比眼睛在位置上更加靠近内侧。

腹内侧前额叶皮层负责思考与情绪相关的事物，边缘系统则负责感受这些情绪。

前额叶皮层的每个象限区域主要负责的功能不同。在水平方向上，它的内侧部分更关注自我信息，外侧部分则更关注外部环境。在垂直方向上，它的腹侧部分偏重于处理情感，背侧部分更专注于思考。所以前额叶皮层内的最大区别就在于背外侧和腹内侧之间的功能差异，换句话说就是顶部边缘区域与底部中间区域之间的差异。腹内侧区域是前额叶皮层中更加专注于自身并且更加情感化的部分，所以对于动机及控制冲动起着极其重要的作用。将这一部分区域称为"情感的"也许有点儿误导，因为我曾经提到过，边缘系统而非前额叶皮层才是大脑中负责情感的部分。但是我们可以这样来理解：腹内侧前额叶皮层负责思考与情绪相关的事物，边缘系统则负责感受这些情绪。与此相对，背外侧前额叶皮层思考更多的是关于外部世界的信息，所以它更多地负责制订计划与解决问题。

几乎整个前额叶皮层都会受到抑郁的影响。[3]比如当你感觉不到任何积极性的时候，也许就是前额叶皮层中5-羟色胺的量减少导致的。或者你觉得制订计划和清晰地思考开始变得异常困难，这也许是背外侧前额叶皮层的活性出现了紊乱。然而大多数的问题，比如难以坚持按照计划完成任务，并不能总是简单地归因于某个特定脑区或是某种特定的神经递质系统，而通常更有可能是由于这些脑区或者系统间的交流出了问题而导致的。

1.5.2 "感性的"大脑

与高度进化的前额叶皮层相比，边缘系统是位于大脑更深部位的一系列古老结构的统称（甚至100万年前的哺乳动物就已经有了边缘系统）。边缘系统是大脑中偏向情感化的部分，主要负责诸如兴奋、恐惧、焦虑、回忆以及欲望等功能。它主要由四个区域组成：下丘脑（hypo-thalamus）、杏仁核（amygdala）、海马（hippocampus）以及扣带回皮层（cingulate cortex）。下丘脑负责控制应激压力。杏仁核是降低焦虑、恐惧以及其他负面情绪的关键脑区。海马主要负责长时记忆的生成，并且由于海马神经元对于应激压力非常敏感，所以它们可以对抑郁症起到早期预警的作用。最后，扣带回皮层控制专注力与注意力，这是抑郁中非常重要的一方面，因为任何我们所关注的东西，不管是出于自动的习惯行为还是有意的选择，都会使我们的情绪表现得截然不同。

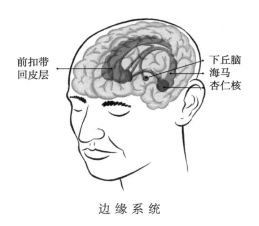

前扣带回皮层　　下丘脑　海马　杏仁核

边缘系统

1. 压力与下丘脑

你是否感觉到心情紧绷、紧张不安？心理压力的升高既是抑郁的诱因也是其症状之一，它与位于边缘系统中心位置的下丘脑有关。下丘脑负责调控众多激素并且控制着躯体对应激压力的响应。它可以控制身体进入战斗或逃跑（fight-or-flight）状态，并且升高压力激素（比如皮质醇和肾上腺素）的水平。它就像一个军事基地一样，等待着部署军队来应对外界威胁。当你处在抑郁状态的时候，就好像整个基地处于一种高警戒状态——这种一触即发、草木皆兵的状态使人很难放松并且高兴起来。所以，找到可以使下丘脑冷静下来的方法将会是减轻应激压力的最好方式之一。

2. 焦虑和杏仁核

当我还是孩子的时候，根本不可能说我很焦虑之类的话；我只是经常在将要参加考试或者排队等着坐过山车的时候觉得胃不舒服。但让人意想不到的是，当我长大成为一个相对冷静的成年人以后，这种胃痛便消失了。

焦虑并非总是显而易见的，但是焦虑水平的升高，不管表现为何种方式，都是抑郁的症状之一。焦虑主要是由杏仁核所介导的，它是位于大脑深处的一个古老结构，与下丘脑有着非常密切的相互连接，是负责情感的边缘系统的核心组成部分。抑郁症患者通常有着较高的杏仁核反应活性，所以降低它的活性可以帮助降低焦虑水平并且减轻抑郁症状。[4]

3. 记忆和海马

你上一次真正感觉到高兴是什么时候？抑郁症患者通常在回忆过去的快乐时光方面存在障碍，但是在回忆悲伤的往事上却没有问题。这种记忆的偏向性是由海马造成的，海马位于大脑深处，紧邻杏仁核，与下丘脑也有非常紧密的联系。海马最主要的功能就是将短时记忆转化为长时记忆，这一过程就像对新建文件点一下保存按钮，然后让它储存在电脑硬盘里一样。海马就像是那个保存按钮，没有海马，我们将无法形成新的记忆。海马尤其喜欢存储带有情感的记忆（比如你第一次堆雪人的回忆，高中时你对喜欢的人讲过的尴尬事，你去年经历过的一次很棒的滑

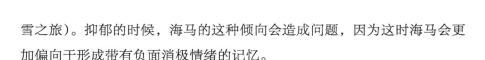

雪之旅)。抑郁的时候，海马的这种倾向会造成问题，因为这时海马会更加偏向于形成带有负面消极情绪的记忆。

然而海马的功能还不止于此。它也是负责情境依赖记忆（context-dependent memory）的核心脑区，情境依赖记忆是指与当前所处环境有着密切联系的事物会更加容易被回忆起来。[5] 比如，当你回到曾经的大学校园时，会很容易就想起大学时代的美好时光，因为你所处的环境同记忆中是相同的。不幸的是，在抑郁状态时，情境依赖记忆会表现出较大的消极化趋势。因为这时我们所处的"情境"就是抑郁症本身，所有那些在开心的时候很容易就可以回想起来的美好回忆好像突然间都消失了。与此同时，那些生活中所经历过的所有悲惨往事却很容易就浮现在脑海中。

在抑郁的时候，海马不仅表现出活性的异常，甚至还会出现体积的缩小。[6] 海马体积的萎缩很可能是长期的应激压力所导致的，因为它能损害并且杀死神经元。抑郁症是一种紧张、充满压力的状态，因此会扰乱海马的正常功能。不过值得庆幸的是，海马中是可以生长出新生神经元的，这一点我们将在后文进行讲述。

4. 注意力与扣带回皮层

在大学高年级让我感觉快要崩溃的那段时间里，我很难在课堂上集中精力，而且总是摆脱不了那种我把所有事都搞砸了的感觉。难以集中精力是抑郁的另一个症状，此外还有更多的关注于负面和消极事件的症状，它们都是由扣带回皮层介导的。尤其是扣带回皮层的前部，即前扣带回区域（anterior cingulate）对抑郁的影响是最大的。前扣带回被前额叶皮层所覆盖并与其紧密连接，通常起着连接边缘系统与前额叶脑区的通路功能。前扣带回能够注意到人们所犯的各种错误，在疼痛环路中也发挥着重要作用，那种总是担心所有事情都会出问题的心理倾向也是由它造成的。[7]

回忆美好时光 幸福美好的回忆可以激发前扣带回内 5-羟色胺的大量释放（见第 8 章）。大家可以尝试每天睡前回想一段快乐的回忆，可以把它在日记中写下来，或者就是简单地回想一下也可以。

前扣带回的功能有点儿类似于电脑的显示器。虽然我们在电脑硬盘中存储了大量的数据，但是显示器只会显示我们当前关注的那部分数据，而这会对当前任务的最终结果产生巨大的影响。在抑郁的时候，前扣带回脑区的活性变化有助于解释为何人们会总是更多的关注于负面的信息。

很有趣的是，5- 羟色胺神经递质在前扣带回脑区高度富集。这对抑郁来说非常重要，因为 5- 羟色胺是抗抑郁药物最主要的靶向神经递质。事实上，通过分析前扣带回的神经活性，可以很好地预测出哪些人可以在抗抑郁药物的处理下好转而哪些人不会（我的毕业论文就是关于这个的）。[8] 而且用电极直接刺激前扣带回也可以极大改善抑郁症状。[9] 幸好除了药物和电极刺激以外，还有很多方式可以改变前扣带回的神经活性，我们将会在后文中进行讲述。

1.5.3 其他有联系的脑区

除了前额叶皮层和边缘系统以外，还有两个脑区在抑郁中起着重要的作用，它们就是纹状体（striatum）和岛叶（insula）。这两个脑区都和前额叶 – 边缘系统有着紧密的联系，而且科学家们有时也会把这两个脑区的部分区域划分到边缘系统中去。

前扣带回的功能有点儿类似于电脑的显示器。虽然我们在电脑硬盘中存储了大量的数据，但是显示器只会显示我们当前关注的那部分数据。

1. 习惯、乐趣、成瘾和纹状体

抑郁症经常伴随着诸如容易冲动、应对能力变差、成瘾以及拖延等坏习惯，同时还包括经常出现的疲劳感和积极性降低等表现。这些不良的习惯主要是由纹状体的活性紊乱而造成的，纹状体是深埋于大脑表层区域下的一个古老的皮层下区域，人类是从恐龙那里继承了这一结构的。纹状体的两个主要组成部分都在抑郁中起着异常重要的作用：它们分别是位置更加靠上的结构，也就是背侧纹状体（dorsal striatum），以及位置更低一点的被称为伏隔核（nucleus accumbens）部分。这两部分都主要依赖多巴胺这一神经递质来行使正常的功能。

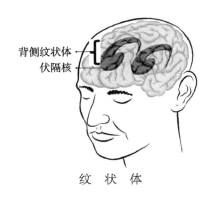

背侧纹状体 ——
伏隔核 ——

纹 状 体

背侧纹状体是大脑中负责控制习惯行为的环路。它控制着我们大部分的好习惯和坏习惯。因为习惯是一种不需要思考就会自动做出的行为，所以一旦你养成了好的习惯，那么就有可能在不依赖太多思考的前提下可以改变自己的生活。在抑郁的时候，背侧纹状体中多巴胺活性的降低是产生疲倦感的主要原因。

与此相对的是，伏隔核则是大脑中喜欢热闹娱乐的家伙。它同边缘系统联系密切，因此也常被认为是其中的一部分。它主要负责冲动行为，比如管不住嘴吃太多的甜食，甚至是药物成瘾行为。不管我们做任何有趣或者令人兴奋的事，或者哪怕仅仅是打算去做这些事时，都会伴随着多巴胺被释放到伏隔核中。而抑郁的时候，伏隔核中多巴胺活性的降低则可以解释为何所有的事情都变得不再有乐趣。

2. 痛觉和岛叶

有一位女士遭遇了一次很小的车祸，然后扭伤了自己的脖子。刚开始的时候，她的脖子疼得并没有那么严重，而且她的医生告诉她几周以后就会好起来的。不过事情却开始出现恶化，她因为担心会引起突然的阵痛而变得不敢转动自己的脖子。她的医生也被难住了，因为核磁共振成像的结果显示一切正常，她没有什么问题啊。但是由于疼痛开始变得越来越严重，所以对这位女士来说，开车、上班甚至走出自己的家门都成了难事。她因此慢慢变得更加孤僻，并且最终得了抑郁症。

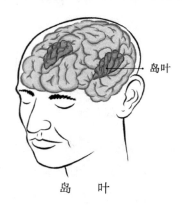

岛　叶

并不是每个人在受到创伤后都会发展出慢性痛，但不幸的是，总有一些人的大脑对疼痛的反应更加敏感，从而使得他们处于陷入抑郁下行旋涡的风险之中。抑郁症患者本身也更容易遭受慢性痛的困扰，并且会过多担心自己会生病。所有这些症状都是由岛叶所介导的躯体感觉增强而导致的。

　　岛叶是位于耳朵附近并且向内褶皱了数厘米的一部分大脑皮层，它距离杏仁核和海马都非常近。它是大脑痛觉环路最主要的组成部分之一，更多地负责躯体感觉。在抑郁患者当中，岛叶的活性表现出明显上调，[10]因为此时的岛叶开始变得更加关注疼痛、心率上升、呼吸异常以及其他各种身体的异常表现。岛叶的活性上调使得我们对任何身体的异常，即便是很小的问题都变得格外敏感，可以说有点儿小题大做。所以将岛叶活性恢复平静将有助于减轻疼痛以及减轻对人们对自己身体状况的过度担忧。

1.6　脑区间彼此相连

　　上文提到的每个脑区都和其他脑区有着独特的投射连接。但是由于这种投射连接的数目实在是太多难以让人一一详细地了解，所以我将主要关注于这些脑区本身。这里举一些例子供大家理解，比如前扣带回皮层同腹内侧和背外侧前额叶皮层，以及岛叶皮层和杏仁核之间都有投射连接。而背外侧前额叶皮层同腹侧前额叶皮层，以及背侧纹状体和海马之间也有投射。再比如，腹侧前额叶皮层的部分区域与杏仁核及伏隔核之间也相互连接。还有股骨和髋骨也相互连接——开个玩笑，总而言之，几乎没有不相互连接的脑区。

　　同一个大脑区域可以同时属于很多不同的神经环路。想象一下，每个脑区就像一个机场，而每个神经环路就像是飞往国内不同地区的各条航线。虽然每条航线都是相对独立的，但是它们需要依赖一些相同的机场。类似地，每个独立的神经环路也依赖于一些相同的大脑区域。由于不同的神经环路依赖于一些相同的脑区，所以它们之间处于动态的连接互动之中。在航空旅行中，如果在芝加哥机场有班机被用作备用航班，那么就会导致在丹佛有航班出现延误或者堪萨斯有航班被取消。同样，大脑中与情绪相关的杏仁核活性的升高会影响到前扣带回所关注的信息，以及背侧纹状体所控制的习惯行为。实际上，神经科学所关注和研究的内容要比我现在所讲的更加精细。

不同的脑区的功能通常依赖于不同的神经递质，例如前额叶皮层的正常功能就依赖于 5- 羟色胺和去甲肾上腺素，纹状体则更多依赖于多巴胺。这也就意味着，这些神经递质如果发生改变的话，将会对这些脑区产生巨大的影响。

1.7 我的大脑出了什么问题

这其实是一个很难回答的问题。实际上我们的大脑本身并没有出什么问题，就像在俄克拉何马发生毁灭性的飓风，并不是因为那里的天气状况有什么错。同样，也许是你的决策环路表现出的某种特殊调谐方式导致你的大脑开始陷入抑郁之中。当然也有可能是你的习惯行为环路、压力环路、社交环路或是记忆环路等各种各样的神经环路，只要条件正好合适，它们都有可能是导致你陷入抑郁下行旋涡中的因素。

我们需要知道的一点是，即便是得了抑郁症，也并不意味着我们的大脑就像被损坏的货物一样。我们所有人的神经环路和基本的大脑结构都是相同的，只不过对于每个人来说，神经元之间那种独特的连接方式总是不尽相同，从而导致神经环路内的动态活性变化和环路之间的信息交流就如同我们每个人一样，是独一无二存在的。我们的每条神经环路所具有的独特调谐方式会使得这些环路倾向于以某种特定的方式产生共鸣式的协同变化。整个神经环路系统也会随着我们的想法、我们同外界的交流互动以及当前发生在我们身上的事件而产生协同变化，而这样会

产生的问题在于，每次对于系统的扰动都有可能在我们的大脑中引起抑郁特征的形成。

每条神经环路都有自己独特且固定的活动或者反应样式，这种样式在每个人之间又有不同。当某一环路更容易被激活时，我们会称其更加具有活性或者兴奋性。比如，随着担忧环路所表现出的兴奋性不同，某些人会表现出过分的担心，而另一些人正好相反。还有某些人会因为决策环路内的神经连接差异而表现出比其他人更强的决策能力。

就拿我自己来说，我是一个很容易觉得孤独的人，特别是当我进行一整天的写作时。我也不知道为什么会这样，也许是我的社交环路存在这样的倾向吧。其他作家也许和我的感受不同，但是这也帮不了我。所以当我察觉到有孤独感来临的倾向时，会提前做好安排，从而能在完成一整天的写作后可以和朋友们出去走走。但是又有新的问题产生了，制订计划本身也会让我觉得充满压力。我还是不知道为什么会这样，可能是我的决策环路具有这种倾向。有许多人非常喜欢制订计划，我却不是。对我来说，这两条神经环路的倾向都有可能使我陷入下行的旋涡之中。孤独感让我觉得很糟，而提前制订计划能够解决这一问题，但是制订计划又让我觉得倍感压力，从而又会让我的心情变糟。当我觉得心情更加糟糕时，制订计划也开始变得愈发困难。所以这两条环路就这样相互促进，导致情形就像滚雪球一样变得不可控制，最后就像麦克风和扬声器之间因为相互作用而产生刺耳的尖叫声一样。

由于知道自己存在这样的倾向，所以我会选择在咖啡馆而不是在家里进行写作。我也会在午餐后同朋友见见面，出去放松一下，或者尝试去做任何一种有助于改善当前处境的微小生活变化。而且事实上，当我真的意识到这些时，我发现自己的精神状态已经有了极大的改善。

我的朋友珍妮丝在制订计划和孤独感方面不存在问题，但她有另外的问题。她必须每天都进行身体锻炼，否则情绪就会直线下落，这也是

> 我们的大脑环路通过相互作用使得我们被困在某种状态之中，所以改变其中某个环路的活性，就有可能通过产生连锁反应来影响整个系统。

因为她有着自己独特的神经环路连接方式。她的问题在于，当她觉得情绪低落时，就不想再进行锻炼，而她不锻炼情绪就会变得更糟。她的大脑已经使她陷入了下行旋涡之中。

有时最好的问题解决方式并不是最直接的。就像其他类型的活动，比如跟朋友一起出去玩，或者晚上睡个好觉，甚至更多地表现出感激的心态等，其实都有助于让珍妮丝的大脑跳出原来的状态。因为我们的大脑环路通过相互作用使得我们被困在某种状态之中，所以改变其中某个环路的活性，就有可能通过产生连锁反应来影响整个系统。

人们对不同的事物会产生担心或者会被不同的刺激诱发出紧张感。对某些人来说，制订计划让他们觉得充满压力，另一些人则觉得轻松简单。有些人非常担心独自一人，另一些人却需要更多的独处时间。由于我们众多的大脑环路具有各种不同的倾向，从而意味着每个人都有更加容易陷入的不同下行旋涡，以及能够帮助他们好转起来的不同的正向循环。关键在于寻找到适合自己的解决之道，我希望本书能够帮助大家实现这一点。

1.8 为何大脑会这样

我的祖母因为患有严重的抑郁症而不得不去医院，我的大脑也遗传了某些相似的倾向。除了遗传因素以外，还有很多因素会影响和调节人们的大脑环路。早期的童年经历、当前的生活压力，以及我们的社交状况等都会影响大脑环路究竟是靠近还是远离抑郁症。

基因并非决定了人们的宿命，但是它们的确负责指导着我们整个大脑环路的发育。比如 5- 羟色胺系统中有一个特定的基因就会影响前扣带回脑区的发育以及它同杏仁核间的相互作用，因此这个基因就增加了人们罹患抑郁症的风险。[11] 所以我们的基因能够决定大脑环路是否更容易陷入抑郁状态。

早期的童年经历也会重塑我们大脑环路的调谐方式，甚至包括妈妈在怀孕时所经历的各种压力，[12] 而我们的大脑至少在 20 岁之前都处于一个持续活跃的发育过程中。由于前额叶皮层发育成熟所需要的时间最长，所以它也在很长一段时间内更容易受到压力的影响。整个童年至青春期的生活期间所经历的各种压力事件都能够改变神经环路的发育过程，甚至改变各种神经递质的水平。

可能重塑大脑环路调谐方式的第三大因素是人们在当前生活中的压力水平。比如，你是否正在从事自己不喜欢的工作？或者你根本就没有工作？你的婚姻生活是否开始亮起了红灯？你是否存在健康问题？你的男朋友刚刚对你说了谎？所有这些因素都需要大脑压力环路的参与，而这会产生将其他的大脑环路也拖入下行旋涡之中的风险。

第四大因素是我们生活中所获得的社会支持的总量。人是一种社会性动物。我们需要彼此，而且注定身边有许多不同的人。科学研究的结果已经多次表明，亲密的人际关系有助于抵御抑郁症。不过值得注意的是，这和我们拥有的朋友数量并没有直接关系，重要的是这些关系的质量。如果你觉得没有可以一起谈心或者一起共事的朋友，或者你觉得与身边朋友的关系变得生疏了，这都会有很大的风险导致你陷入下行旋涡之中。

最后，运气也是一个不能忽视的因素。这也许听上去不像那么回事儿，但事实的确如此。像大脑这类复杂的系统，会受到很多微小干扰的影响。这也就是为什么有的时候城市中会发生交通拥堵，而有的时候车流则会顺畅很多。这也可以解释为什么有些 YouTube 视频会疯狂地传播，而有些则无人问津，以及为什么有些时候你会觉得精神抖擞而有时候又感觉糟糕透顶。并非每个小的情绪波动都会有合理的解释，所以不要为了寻找背后的原因而让自己抓狂。有时就是运气而已！

我们的大脑环路为何会按照这样的方式进行运作？最主要的原因就是：进化。人类的大脑已经进化了数百万年，而不同人之间存在的差异正是进化的原材料。也许你并不喜欢自己大脑的某些运作方式，但这是进化的结果，而且肯定存在一些好的原因可以解释它。比如，有时轻微的焦虑是有好处的，这意味着你不大可能会做一些傻事。有时负罪感也有好处，它会使你不大可能做出伤害别人的事。

1.9 利用正向循环的力量

现在我们已经知道，抑郁症是由于前脑和边缘系统间的交流出现了问题，而它之所以产生，就是因为我们大脑的神经环路存在一些特殊的调谐方式。那么如果我们能够稍微改变一下某个神经环路的调谐方式结果会怎么样呢？

其实有时只需要一点小小的改变，就足够使你可以远离抑郁的困扰，然后到达一种更加愉悦的状态。这是因为对于像大脑这类复杂的系统，有时只需一个很小的转变，就足以重新改变整个系统的状态。就像也许你能够预测接下来将会下雨，但是随后风向忽然发生了改变，然后空气湿度下降了1个百分点，最后取而代之的将是艳阳高照的好天气。

因此，虽然我们还没有完全理解抑郁症，但是我们已经知道有哪些大脑环路参与到了其中。在接下来的一章中，我们将更深入地了解这些环路的工作机制，并了解大脑是如何陷入下行旋涡之中的。然后，在本书的后半部分，我们将探索如何才能让你逆转这一恶化过程并且让自己重返积极的状态。

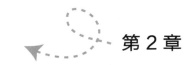

第 2 章

陷入焦虑和担忧

有一天我邀请了一些新朋友 7 点钟来家里吃晚饭。我非常激动，想要给他们留下一个好印象，所以计划做一道黄油柠檬罗非鱼大餐。先给鱼上放一些黄油，再来一点儿柠檬，然后放进烤箱等 10 分钟。效果一定会很棒是不是？

6 点钟的时候，我开始利用自己的前额叶皮层计划所有的步骤。处理大米需要大概 20 分钟，再等几分钟冷却。烤箱需要提前预热。蔬菜应该不需要花费很长时间，不过我得先把它们切碎，所以我决定先从这一步开始。一切看起来都很顺利。

当我拿出切菜板准备开始切蔬菜的时候，突然意识到我的公寓里其实一团糟。沙发上散落着报纸，地板上扔着衣服，咖啡桌上是脏盘子。我的朋友从来都没来过我的住处，我可不想让他们认为我是个懒散的家伙，我必须马上开始清理。其实没什么大不了的，所以我开始像计划晚餐一样安排清理过程，可是 5 分钟以后，我又意识到我必须去冲个澡，然后准备迎接朋友到来了。

　　该死！我还没有开始准备晚饭，但是如果我在朋友们来之前没时间去冲澡或者还没整理好房间该怎么办？我也可以先开始收拾房间，但是万一到时候晚饭还没准备好呢？或者我的朋友们如果迟到了呢？那时候晚餐可能就凉了。我开始做其中的一件事，过一会儿又改变主意开始做另外一件。时间就这样一点点过去，所以每分钟我都没能开始有效地做事，从而使得这一分钟就这样白白地溜走。

　　所以，最终的结果就是我白白浪费了 20 分钟来担心如何让每一件事都可以准时完成，而且我还为此经历了情绪的大起大落。最后，我努力在只晚了 15 分钟的情况下完成了每一件任务，这也意味着我差不多高效完美地完成了所有的事，而不是只在那里担心。而且在我分心的那段时间里，我还错过了朋友们发来解释他们将会晚到半个小时的短信消息。

　　是的，这是一个极其愚蠢的例子，它让我们知道担忧如何阻碍着我们的日常生活，此外，我们所有的这些担心在别人看来又显得如此荒谬。其实想要详细地解释人们为何会对某些事表现出担忧是非常困难的，但是我们还是会担忧，而且它们总是在妨碍着我们安宁的生活。

　　可以肯定，我的生活中还有更糟糕的例子，不过它们基本上都是遵循类似的方式出现。比如，在研究生毕业的时候，我知道自己必须要找一份工作了，但是去干任何事好像都没什么意思，而我也不想长期从事一份自己没有兴趣的工作。我也许可以去一家大公司工作，但这样是不是背叛了自己的理想？而且我真会觉得那样有意义吗？或者我可以尝试创业，但是如果要因此花很多时间而没空享受生活的乐趣该怎么办？或者创业失败了呢？或许我可以从大学老师干起，但是如果有一天不能赚到足够多的钱养家该怎么办？而且在哪里才能找到一份好的教职工作呢？或者我也可以完全换一行去做其他的事，但是这样的话，大家肯定都会认为我之前把时间都浪费在读博上是有多蠢。

在我看来，好像任何事都不会朝好的方向发展。当我试着思考自己的未来时，心跳会不由自主地加快，很快我就觉得自己快要受不了了。如果不去想这些事，同时也不去考虑毕业之期日益临近的事实则会好过很多，因为考虑这些问题只会让情况变得更糟。

不管是准备晚餐聚会或者是规划自己的人生未来，在这两种情形中，我所预期的都是所有的事都只会向坏的方向发展，这样又会使我担心更多的事可能会出问题，所以最后我会陷入一种担忧、焦虑和无法决策的恶性循环之中。那种体会到未来的重担压在身上，以及被困在刚刚犯过错与又要开始犯错之间的短暂间隙中的感觉是很不好受的。也许你能够理解那是一种怎样的感觉。

担忧和焦虑是抑郁症最主要的两大症状和诱因。担忧主要是由前额叶皮层的部分区域和前扣带回之间的相互联系所介导的。相比之下，焦虑是由边缘系统内的环路所介导的。所以当感觉到自己有太多焦虑或者担忧的时候，完全没有必要生气，因为说白了那就是大脑进化的产物而已。值得庆幸的是，深入地了解参与到焦虑和担忧中的大脑环路将有助于更好的应对这些状况。

2.1　大脑为何会担忧

如果我们从来不会担忧或者焦虑那就太棒了，但这并非我们大脑的工作方式。帮助我们制订计划、解决问题并做出决策的神经环路也正是导致担忧的环路。而使我们能够远离危险的环路也同样能引起焦虑。这就像是能够使法拉利跑车产生巨大驾驶乐趣的那些特点（比如强大的引擎）也正是使它产生惊人耗油量的缘故。所以对任何事情来说，并非所有的优点都是有益的。

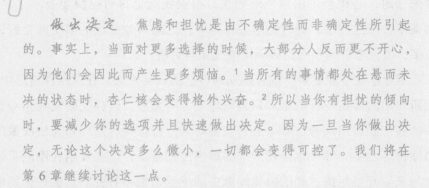

做出决定 焦虑和担忧是由不确定性而非确定性所引起的。事实上，当面对更多选择的时候，大部分人反而更不开心，因为他们会因此而产生更多烦恼。[1]当所有的事情都处在悬而未决的状态时，杏仁核会变得格外兴奋。[2]所以当你有担忧的倾向时，要减少你的选项并且快速做出决定。因为一旦当你做出决定，无论这个决定多么微小，一切都会变得可控了。我们将在第 6 章继续讨论这一点。

　　人类之所以独特的一个原因就是我们有着更多的前额叶皮层。前额叶皮层使得我们能够解决复杂的数学问题，可以组装宜家家具，向月球发射宇宙飞船，而且可以举办一场成功的晚餐聚会。以象棋游戏为例，你怎么知道接下来该走哪一步呢？因为你会盯着棋盘并且在心里预演一遍。你可以移动自己的马，但是这样的话对手将会吃掉你的象，虽然这可能会暴露他的王。所以你应该先把象移走，这样当你移动马的时候，对手将没法吃掉它了。所有这些预演的想法都是在你的前额叶皮层中产生的。它就像一个虚拟现实的机器，可以让你预想未来并且对自己行为的后果进行预判。特别是其中的背外侧前额叶皮层更是直接参与到了这一制订计划的过程中。[3]内侧前额叶皮层还与负责情绪的杏仁核相互连接，所以主要决定着当你在想象未来的结果或场景时，将会是怎样一种感觉或者情绪体验。

　　那么制订计划与担忧之间究竟有什么不同呢？答案就在于这两种情况下，内侧前额叶皮层和前扣带回中情绪化的过程与自我导向的过程在量上存在差异，也就是说，这些脑区对未来可能出现的情况所产生反应的剧烈程度不同。制订计划与解决问题时都需要将自己或者其他信息置

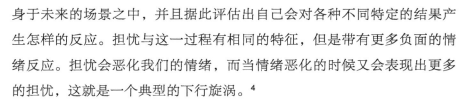

身于未来的场景之中，并且据此评估出自己会对各种不同特定的结果产生怎样的反应。担忧与这一过程有相同的特征，但是带有更多负面的情绪反应。担忧会恶化我们的情绪，而当情绪恶化的时候又会表现出更多的担忧，这就是一个典型的下行旋涡。[4]

在一项功能性磁共振成像（fMRI，一种可以监测血液流动状况的大脑扫描方法）研究中，意大利科学家让参与者们回想生活中曾经最让他们感到担忧的一些地方，科学家同时监测了焦虑人群和正常的两组人群。结果他们发现，正常对照组和焦虑人群组被激活的是相同的前额叶和边缘系统脑区：都是背内侧前额叶皮层以及前扣带回区域。[5] 这表明患有焦虑疾病的人负责担忧的神经环路同正常人是一样的。两组人群之间的差异仅仅在于具有焦虑问题的人更容易陷入担忧之中，从本质上说，这是因为前额叶皮层同前扣带回之间的交流环路一直处于打开的状态之中。

当我计划着准备晚饭的步骤时，我的前额叶皮层同边缘系统之间会产生交流。我的前额叶皮层很快地模拟未来可能出现的状况，然后它会通过询问边缘系统来看我会对不同的状况有怎样的感觉反应。在一开始的时候，当我还比较冷静并且计划着准备晚饭的步骤时，我的前额叶皮层能够很好地过滤并整理所有的相关信息。但是当我产生短暂的"如果我不能按时完成这一切该怎么办"的想法后，我便从果断的制订并实施计划的状态，转变成陷入担忧甚至进一步陷入焦虑的恶性循环中。

我们将会很快开始讨论焦虑，这里有一个基本的理念就是，当边缘系统处于过度活化状态的时候，就像是负面情绪的音量旋钮被调大了一样。此时，就连很简单的制订计划都开始变得困难，因为前额叶与边缘系统的正常交流被边缘系统歇斯底里的大叫彻底淹没了。

当你处于负面情绪中的时候，前额叶皮层所做出的几乎所有结果预测都会或多或少带有一些消极的成分。任何你所做的决定好像都会将自己带向错误的方向，然后你很快就会被各种可能发生的坏事淹没。

担忧和焦虑是一对完全不同但又相互联系的概念：
你可以并不焦虑地担忧，也可以并不担忧地焦虑。

2.2 担忧和焦虑的不同之处

1571 年，38 岁的法国作家蒙田隐退回到自己的图书塔，在接下来的十年时间里专心进行文学创作。回想起自己的人生，他这样说道："我的生活充满了各种不幸，但是它们大多数并没有真的发生。"正是担忧和焦虑的存在，才使得生活中充满了各种想象出来的灾难。

担忧和焦虑是一对完全不同但又相互联系的概念：你可以并不焦虑地担忧，也可以并不担忧地焦虑。[6] 担忧大部分都是基于想法而产生，而焦虑更多地与躯体感觉（比如胃部出现不适）或相关动作（比如避免某种状况产生）等生理性的成分相关。担忧主要涉及前额叶皮层与边缘系统间的互动，特别是同前扣带回的互动，而焦虑则只涉及边缘系统，主要是由杏仁核、海马以及下丘脑之间的相互作用引起的。从本质上来说，担忧是考虑可能出现的问题，焦虑则是感受到问题的存在。

将注意力放在可控的事情上　如果未来完全在我们自己的控制之下（或者至少是可以预测的），那也就没有什么好焦虑的了。感觉事物处在掌控之中可以减轻焦虑、担忧甚至疼痛。[7] 这些效果是由背外侧前额叶皮层所介导的，所以增强背外侧前额叶皮层的活性有助于建立积极的正向循环。[8] 你只需通过将注意力更多地放在你所能够掌控的事物之上来实现这一点，因为这能够帮助调节大脑的活动性，并且很快减轻焦虑。

不管二者有什么不同，担忧和焦虑都会妨碍我们的美好生活。当你将负责计划与解决问题的环路用来产生担忧时，你将很难再利用这些环路来进行诸如组织聚餐晚会或者出色地完成工作等更加重要的功能。这会使你不再专注于自己正在进行的工作，也常常会使你更难同其他人保持良好的联系。更重要的是，这会使你筋疲力尽。焦虑会让很多处境都变得远远超过正常水平的困难，从而慢慢消耗掉很多应有的乐趣。

担忧和焦虑的另一个问题在于：它们常常会互相激发产生。如果你能够察觉到这也是一种下行旋涡的话，那我会给你打十分。

2.3　为何大脑会焦虑

正如我们在上边所讲到的，焦虑的产生依赖于恐惧环路的激活，而这一环路也是使得我们可以避免危险的环路。恐惧可以激活我们身体的应激反应，使我们可以做好准备直接面对威胁或者随时逃离危险。这些反应都是由边缘系统所介导的，主要依赖于杏仁核和下丘脑之间的相互连接。杏仁核负责识别危险的处境，下丘脑则会激活身体的战斗或逃跑反应（又被称为交感神经系统），并且触发应激压力激素皮质醇和肾上腺素的释放。

深呼吸　做一次缓慢的深呼吸（慢慢地吸气和呼气），实际上能够使得交感神经系统平静下来，并且可以减轻压力（我们将在第 9 章中深入讨论）。

焦虑和恐惧会在大脑和身体中引起相同的压力反应，但是焦虑和恐惧还是有所不同。二者的区别就在于真正的危险和潜在的危险之间。恐惧是我们对此时此刻真实存在的危险的反应，焦虑关心的则是仅仅有可能发生的事，也就是那些难以预测从而不能被自己掌控的事情。换一种说法就是，恐惧来自当我们看到一只狮子从草丛中跳出来并且冲向自己的时刻，焦虑则来自我们看到草丛有所异动以后，担心有一只狮子藏在那里。而且焦虑是与对危险的预期相联系的，这就是为什么有些人会完全避免去空旷的草地，因为那里很可能有狮子的存在。焦虑会按照和恐惧完全一样的方式激活边缘系统，就像当你真的看到眼前有一只狮子跳出来时一样。虽然感觉这对我们并不是一件好事，但实际上边缘系统的敏感性是它最巨大的进化优势之一。

追求够好了即可　担忧通常是由于想要做出完美的选择或者将所有事都做到极致。就像买二手车，你肯定期待能够买一辆便宜、信得过、安全、酷炫、颜色亮丽而且又省油的好车。然而遗憾的是，所有这些考虑因素中没有任何一项会是最好的。如果希望任何事都达到完美，那你将会陷入无法做出抉择或者永远无法满意的状态。事实上，这种追求极度完美的心态被证实会增加抑郁的风险。[9]所以，千万不要尝试去做最令人难忘的晚餐，想着做一顿可口的晚餐就可以了。也不要尝试去做最完美的父母，做一个合格的父母亲就够了。不要追求最开心的状态，只要开心就好。

当前额叶皮层在解决复杂的问题时，边缘系统更像一个预测潮流达人、创意连接者，以及模式识别器。不论何时有坏事发生（比如被一只狮子追赶），边缘系统总是尝试去找到任何可能导致事件发生的原因，从而避免类似事件将来再次发生。我们的大脑是通过杏仁核和海马之间的

焦虑并非总是包含意识和思考的成分，有时它仅仅是一种感觉，比如觉得胃不舒服或者呼吸急促。

通讯交流实现这一功能的。因为海马负责记忆，所以当有坏事发生时，边缘系统会尝试将这件坏事同近期的记忆中有可能预测它发生的事件相联系。这样一来，今后我们在坏事发生前就可以做出预测。

你可以想象自己是一名棒球手，你有一顶平时会经常戴的帽子。然而有一天比赛时你没有戴那顶帽子，结果你输掉了比赛而且觉得非常惭愧。你的边缘系统想要避免这种感觉今后再次出现，所以它会提醒你"我忘记戴我的幸运帽了，这肯定是我输掉比赛的原因"。尽管忘记戴帽子并非导致比赛输掉的原因，可是一旦你的边缘系统假设二者可能存在联系，这一想法将会很难被忘掉。从此以后，一旦不戴帽子就会引发你的焦虑。焦虑并非总是包含意识和思考的成分，有时它仅仅是一种感觉，比如觉得胃不舒服或者呼吸急促。很多时候你可能以为自己生病了，但其实只是焦虑感在身体上的反映而已。

2.4 为何担忧和焦虑也有好处

没有什么比生来就不怎么担忧和焦虑的人更幸福的了，虽然这并不总是有利的。有的时候，担忧和焦虑也是有好处的。大脑的进化方式保证了我们能够存活下来。担忧可以让我们更深刻地思考问题，而非简单地接受第一刻就想到的答案，此外焦虑可以让我们处于安全之中。如果你总是等到身陷危险处境的时候才做出恐惧反应，那么你将会经常陷入危险的境地。100 万年以前，一群早期的人类看到一个山洞，其中一个说"我想我应该进去看看"，他的朋友则表现出更多的焦虑，而且嘟囔着往后退了退"我不确定这会是一个好主意"，你猜怎么样？第一个家伙被山洞里的熊吃掉了，第二个人则成了你我的祖先。

所以不要因为自己的焦虑而感到过多苦恼。要知道，大脑这样做只是想要帮你。不过，焦虑和担忧环路的某些特殊倾向有时可能会干扰你获得快乐的能力。当这些环路经常处于过度活跃的状态，或者它们通过相互作用导致你一直处于糟糕的状态时，就会成为问题。不过还好，认识到大脑是如何工作的，是迈向警觉并学会接受的第一步，这可以帮助你对抗担忧和焦虑。

2.5　关于焦虑的 ABC

杰瑞在飞机上、电梯里或者高楼上时会觉得不舒服。安雅同陌生人交谈时会很不自在，因此她不喜欢参加聚会。丹娜每次要做工作汇报的时候就会心跳得厉害。生活中存在着很多不同类型的焦虑，主要包括社交型焦虑、表现型焦虑甚至还有广泛型焦虑，最后这种类型会让你对任何事情都感到焦虑。不过它们都遵循着一些相似的基本特征，就像字母ABC 一样好记易懂。[10]

字母 A 代表警报（alarm）。说明你观察到有些事情不太对劲（比如，我的心跳开始加速了或者那丛草好像有奇怪的动静）。根据不同的处境，警报由不同的脑区，比如前扣带回、杏仁核甚至海马负责产生。我们在下一章将要讲到的前扣带回，它控制着你的注意力，从而使你能发现问题。杏仁核能够察觉到具有威胁的处境。最后，海马尤其擅长发现不同处境下的细微差别。这些脑区都可以发起警报，然后大脑就会进入应对模式的下一步骤。

字母 B 代表观点、看法（belief）。你会对警报进行评估，然后对刚才所观察到的事情形成一个看法（比如，心跳加快可能是自己的心脏病犯了，或者草丛有动静可能是里边藏着一只狮子）。这些想法通常都是无意识的，你甚至不会意识到它们的存在。边缘系统通常负责处理这些无意识的想法，而腹内侧前额叶皮层负责处理那些有意识的想法。[11] 我们通常并不需要有意识的想法，比如"哦！那里有危险"，来指导自己的行为，能够感受到心跳的加快和胃部的抽搐就足够了。接下来发生的事情才会决定情况是否会转变为下行旋涡。

避免问题灾难化 当人们在设想可能出现的最坏情景时，焦虑会进一步恶化，这一过程也被称为"灾难化"（比如，当你的朋友没有及时给你回电时，你会认为他可能不再喜欢你了）。通常这种情况都会基于一个相当合理的担忧，然后通过一个错误的假设，最后像滚雪球一样失去控制。当然，你也许没法第一时间就让自己注意到警报的出现，但你仍然可以通过一些措施来降低随后的负面影响。首先，提醒自己不要忘记其他更有可能的原因（比如，也许我的朋友这会儿正在忙呢）。然后，不论最坏的情形最终发生的可能性有多大，制订出应对它的计划（比如，如果我的朋友三天内不给我回电，我会再打一个电话试试；或者，如果那个朋友真的不再喜欢我了，我就和其他朋友一起出去玩）。在压力情景下提前计划好应对措施，能够增加前额叶皮层的去甲肾上腺素水平，然后让边缘系统冷静下来，从而帮助我们感觉到更多的控制感。[12]

字母 C 代表应对（coping）。应对措施是你在形成看法后做出的各种行为。你是否长长地吸了一口气，然后告诉自己一切都没问题了？或者你已经完全要疯了？没错，失控其实也是一种应对措施。不过，如果一切看上去都还在掌控之中的话，那么失控就绝不是最有效的应对方法。

同样，吃冰淇淋和看电视也不是有效的应对方法。体育锻炼、给朋友打电话倾诉或者冷静地呼吸才是最有效的应对措施。不过如果所有这些有效的应对方式已经成为你习惯环路一部分的话，你也许根本就不会存在焦虑的问题了。应对措施通常是由纹状体负责的，它还控制着习惯行为，在第 4 章中我们还将仔细进行讲述。如果你想尝试改变自己的习惯，那么前额叶皮层也会参与进来，我们将在第 8 章进行讲述。

2.6 形成正向循环来对抗担忧和焦虑

我的一位同事曾经向我透露，苯二氮类药物（benzos）对她的焦虑症状有非常大的帮助。苯二氮类（benzodiazepines，又被称作苯二氮卓类）药物是一类可以增强抑制性神经递质伽马氨基丁酸（GABA）的作用，并可以抑制杏仁核活性的药物。实际上还有很多并不需要处方药物就可以使焦虑之中的边缘系统冷静下来的方法，事实上，你的前额叶皮层就可以对杏仁核起到很好的安慰镇静作用，从而可以形成正向循环。

我们需要做的第一步就是在焦虑和担忧来临的时候意识到它们的存在。意识到自己的情绪状态，可以激活前额叶皮层，进而抑制杏仁核。比如在一项名为"将感觉用词语描绘出来"的功能性磁共振成像实验中，参与者需要观看关于人们不同情绪的面部表情图片，与预测一样，每个参与者的杏仁核都会被图片中所展示的情绪状态激活，但是当他们被要求说出每种情绪状态的名称时，腹外侧前额叶皮层就会被激活，并减轻了杏仁核的情绪反应活性。[13] 换句话说，有意识地识别出各种情绪的存在，将会减弱它们的影响。

焦虑的一个隐性特征就是它可能已经出现了，但是你甚至没有意识到它的存在。很多人都会注意到身体上的各种表现，但却没有意识到那就是焦虑。如果你出现呼吸短促、头晕目眩、肌肉痉挛、胃部不适、胸部疼痛或者仅仅是一种泛泛的恐惧感，那很可能就是焦虑。意识到焦虑的存在是减轻它的影响的关键一步，因为对于一件不知道它存在的事情，你是没有办法搞定它的。

一个非常有趣的现象是，人们最常用的应对焦虑的办法就是担忧它。事实上，担忧的确可以通过增强前额叶皮层的活性以及降低杏仁核的活性来帮助边缘系统冷静下来。[14]也许听上去不太合理，但是事实证明，当你感到焦虑的时候，试着做一些事情，哪怕是担忧，也会比什么都不做要好得多。

不过也许你能够猜到，担忧并非是最有效的应对机制。它也许会给你一种好像对情况有所掌控的感觉，但实际上这是一种错觉，而且并不能将你从下行旋涡中解救出来。就像冰淇淋或者威士忌也许会给你片刻的安宁感，但实际上并没有真正解决问题。

除此之外，我们常常对一件事表现出焦虑，但是真正担心的却是另外一件事。比如，我担心自己的罗非鱼大餐是否能够按时准备好的时候，这并非是焦虑感的真正来源。我之所以焦虑，主要是意识到我准备的晚餐很可能会晚点，而且我的房间里乱成一团（这些是警报信号），随之产生的想法就是我的新朋友们很可能会认为我是一个考虑不周到的懒家伙，而且很可能不想再和我做朋友了。担忧只是一种不恰当的应对方式，而且我把所有的原因都归咎在一条罗非鱼上，怪不得我有点儿神经质。

活在当下 我们应当把注意力放在当前正在发生的事上，而不是放在尚未发生的事上。关注于当前有助于减轻焦虑和担忧，因为这能够减少腹内侧前额叶皮层中情绪化地聚焦于自我的活动过程。关注于当前的状态，还可以增强背外侧以及腹外侧前额叶皮层的活动，从而让这些脑区能够起到镇静杏仁核的作用。[15] 强化自己关注当前状态的能力，可以通过练习专注或正念（mindfulness）来实现，这会有助于增强以上脑区的活动，从而实现对焦虑和担忧状态的长时程改善。[16]

由于担忧只能作为临时应对的权宜之计，所以要使边缘系统冷静下来的最好方法就是理解背后所隐藏的焦虑。这通常是心理治疗的首要目标，我们将在第 12 章中提到。现在，让我们这样来考虑：如果你正在为自己的孩子策划一场生日聚会，但是又非常担忧，不知道该选用哪种纸张作为邀请函的用纸，我几乎可以保证问题肯定不是出在纸上。真实情况有可能是你的配偶并不支持你，或者是你的母亲过于挑剔。只有你才能够真正解决这些问题，而你可以通过梳理自己的感觉来实现这一目的。这种自我梳理和检查的过程能够激活前额叶神经环路，从而起到镇静边缘系统的作用。将情绪状态用词语描绘出来，也许听上去有点儿作，但的确可以重塑你的大脑环路，而且让你感觉有所好转。

另一种很好的解决方法就是将注意力聚焦在当下。因为担忧和焦虑是将自己置于即将发生的场景中，它们并非是你此时此刻真正面对的事物，所以还是留意当前正在发生的事吧。如果真的存在对自身安全的威胁，那么就马上着手处理它；但如果只是感到焦虑，那它只是静静地潜伏在表面之下而已，把它记下来，然后继续做该做的事。所以学会将注意力转移到此刻正在发生的事上吧。这也是为什么佛教僧侣和瑜伽修行者会练习无判断意识（nonjudgmental awareness，类似于正念），这是一种将意识关注于当下，并且不附加情绪活动的心理过程。这种正念练习能够从源头上切断担忧和焦虑。

自从学到以上知识以后，我开始变得更加注意了。现在准备晚餐聚会的时候，我会争取在担忧或者焦虑一开始产生的时候就注意到它们，并且让自己不要因此而烦心。因为我知道，大脑就是按照它所特有的方式工作的。我必须承认，焦虑来自比晚餐本身更深层次的原因，而且一旦我找到这个原因，就会有助于问题的解决。不过很多时候我也可以通过更简单的方法摆脱焦虑，比如深呼吸，让自己冷静，或者提醒自己一切都会好起来的；或者即便情况并没有好转，一场失败的晚餐聚会也不意味着世界末日，然后我就又可以专心地切西兰花，准备下一道菜了。

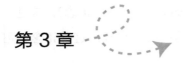

第 3 章

始终关注消极面

我开着车在高速路上疾驰，因为我必须在十分钟内赶去参加一个会议。超过一辆大卡车之后，我发现自己几乎要错过正确的匝道出口了，所以我只能突然变道横跨两个车道驶出高速。这时，在驶出匝道的下方有几个行人在乱穿马路，我非常恼火，因为我觉得自己可能需要停下来等他们过去，不过当我开到那里之前，他们已经穿过去了。开过三个街区以后，胜利在望，只要在前边左转一下就够了。搞不好我还能准时到达！但是随后，我看到半个街区以外的信号灯由绿变黄再变成了红色。该死！该死！该死！我继续爆了一堆粗口。

为什么当你赶时间的时候，总会碰到世界上最慢的红灯呢？而且，路上总是会出现挡路的大卡车以及乱窜的行人？但实际上，真正的问题在于，为什么我的大脑会关注那辆让我差点错过出口的大卡车，而没有发现当时路上几乎没有其他车辆呢？为什么我会对那些横穿马路的行人生气，即便最后他们实际上并没有挡我的路呢？为什么我注意到最后一个红灯却没有注意到我刚刚驶过的三个绿灯呢？

我们的大脑生来就会更多地关注情绪性的事件。

有时候是不是感觉整个世界仿佛都在和自己作对？好像生活中总是充满了不如意的事情，包括很多错失的良机，还有各种艰难的处境。也许对你来说，这种感觉可能一直都在。但是你猜怎么着，其实这背后并没有外星人操纵地球之类的大阴谋，它们只是你的大脑环路产生的副产品而已。

你的大脑中存在一个能够帮你决定该关注什么以及该忽略什么的注意力环路，这个环路会被情绪环路所影响，所以我们的大脑生来就会更多地关注情绪性的事件。有时我们可以有意识地控制注意力，但大多数时候这一过程都是自动和无意识的。

有趣的是，我们的情绪环路总是更容易被负面和消极的信息所激活，这也就意味着大多数人都需要体验很多积极的事件，才能抵消由一次负面事件所带来的影响。而且，有些人的大脑会自动关注更多的负面信息，这使得他们有着更大的遭受抑郁的风险。他们的大脑对疼痛、失败，以及犯错之后的挫折感等体验更有偏向性，而且他们常常会扭曲过去的记忆和对未来的期望。抑郁的时候，很多不利的处境看上去比实际情况更加糟糕，就是大脑的负面偏向所导致的。但实际上，现实几乎总是要比看上去好：你的人际关系其实并没有破裂，你的工作也不是毫无意义的，而且你的能力也比自己认为的要好很多。

3.1　大脑的情绪化偏向

一把木椅，一只圆珠笔，一个苹果。当你看到这些物品的图像时，大脑并不会有很强的反应。但是当你看到一幅枪口对着自己的图像时，哪怕这仅仅是一幅图像，你的杏仁核也会马上变得活跃起来。这是因为这张图片包含一些情绪信息，而我们的大脑先天更倾向于注意情绪性信

具有严重抑郁症状或者有罹患抑郁风险的人更容易将中性的面部表情理解为情绪化的，而且他们更倾向于将中性的表情解读为伤心沮丧的表情。

息而非事实本身。[1] 事实表明，大脑负责注意力的环路会和负责情绪的环路相互影响。[2] 因为每个人的大脑都是如此，所以对于患有抑郁症或者处于抑郁风险中的人来说情况会更加严重。

影响情绪和注意力之间相互作用的两个主要脑区是杏仁核和前扣带回，而且相当重要的是，这两个脑区除了和前额叶皮层联系密切以外，彼此联系也很紧密。所以影响其中一个脑区的活动，会对整个环路造成影响，继而使得我们对整个外界环境的情绪感知出现变化。

大脑对情绪信息自动响应的另一个例子来自瑞士的一项研究。研究者给研究对象播放提前录好的生气和平静状态的声音录音，[3] 不过有趣的是，他们是给研究对象同时播放这两种声音：一种声音在左耳边放，另一种声音在右耳边放。然后他们要求被试者只关注其中一只耳朵听到的声音。研究人员发现，杏仁核总是会对生气的声音做出反应，不论当时被试者当时是否正在关注这个声音。也就是说，杏仁核对于情绪的反应是一种无意识的反应。而另一些大脑区域，比如眶额皮层只会对被试者有意识地关注到的愤怒声音起反应。这就说明大脑自主的情绪反应并不是完全被人们自己所控制的，只是部分受到控制。

与杏仁核广泛的情绪反应性不同，前扣带回更加明确地只负责关注负面情绪。值得注意的是，前扣带回的背侧和腹侧部分分别起着不同的作用。背侧前扣带回更加特定地关注于疼痛、[4] 我们所犯的错误，[5] 或者担心可能出问题的时刻。[6] 简单地说，背侧前扣带回为杏仁核的情绪失控反应提供了理由。相比之下，腹侧前扣带回负责介导乐观的情绪感觉，并且可以严格控制杏仁核的反应。

大脑这种与生俱来的情绪化特征在抑郁的时候会变得更加严重。比如有一项研究就表明，具有严重抑郁症状或者有罹患抑郁风险的人更容易将中性的面部表情理解为情绪化的，[7] 而且他们更倾向于将中性的表情解读为伤心沮丧的表情。甚至是当图片并不含有情绪信息时，他们的大脑也会主动给它加上情绪成分。大家可以想一想，在真实的生活中，这样的情况会产生怎样的后果。抑郁症患者经常会产生朋友们在生自己的气，在嘲笑自己甚至忽略自己的想法，即使实际情况根本不是这样。所以我们可以清楚地看到下行旋涡就这样出现了。

不但如此，抑郁症人群的大脑会更加长时间地关注于情绪相关的信息。[8] 一项研究表明，如果在进行功能性磁共振成像扫描的同时，给抑郁患者和非抑郁人群同时看一系列描述情绪的词语，没有抑郁症的人杏仁核的总体活跃时间少于 10 秒钟，抑郁症患者杏仁核的活跃时间却要持续至少 25 秒。因为杏仁核如此长时间的处于情绪活化的状态中，那么要让它冷静下来势必非常的困难。

最后我们需要明白的是：天生就具有更加情绪化的大脑并不是什么过错，因为毕竟情绪的存在为我们的生活增添了各种色彩和乐趣。但是，如果情绪化反应的增多总是伴随着更多的感知和注意的负面信息的话，那么常常就会有产生问题的可能。

3.2　积极性比例

很遗憾的是，我们所有人的大脑（不管我们是谁）都对负面消极事件的反应更加强烈。就好像消极事件比积极事件有更强的能量一样。[9] 丢了五块钱给你造成不高兴的感觉要比捡到五块钱的快乐来得强烈。同样地，就算某个朋友夸奖你长得漂亮，也没法抵消另一个朋友说你丑而带给你的伤害。

大脑对于积极和消极事件反应的不均衡性来自大脑处理情绪信息的

如果想要在日常生活中感受到更多的快乐，我们需
要更高比例的积极事件来对抗那些消极事件。而且相当
多的研究已经表明，这一比值大概是在 3∶1 左右。

过程。负面消极的事件会在内侧前额叶皮层中引起更强的自我参照（self-referential）反应，并且会增强岛叶皮层的反应活性，后者通常负责内脏感觉的感知。[10] 除此以外，消极事件还会在杏仁核和海马中引起更强的情绪化反应。[11] 大脑反应活性的这些改变说明，如果我们以一种更加个人的方式经历负面事件，那么所引起的感受也就会更加强烈。

这也就意味着，如果想要在日常生活中感受到更多的快乐，我们需要更高比例的积极事件来对抗那些消极事件。而且相当多的研究已经表明，这一比值大概是在 3∶1 左右。我们需要从朋友那里得到至少 3 次正面的评价，才能抵消 1 次负面评价的影响，赢 3 次相当于输 1 次的效果。[12] 当然，并不是每个人的情况都是如此，3∶1 也只是一个大概的平均值。对于有些人来说 2∶1 的比值可能也就够了，但是对于那些对失望和失败感受更强的人来说，就需要一个更高的比值了。更加糟糕的是，如果你的大脑很容易就会忽略掉发生过的积极事件的话（就像抑郁患者经常表现出的情况一样），那么你可能需要更高的比值才行。

3.3　有些大脑存在消极的偏向

当我发现自己签了合同要完成本书的时候，我心中的狂喜大概只坚持了三秒钟。然后我就开始担心起后边的所有事和我需要投入多少时间了，突然间我的想法就变成了：老天，我给自己揽了个什么活啊？

我有一种出色的能力，就是可以在事情进行得非常顺利时也能注意到某些消极的方面。当然，这种能力在我作为一个教练、作家和科学家的时候帮了我不少忙。比如我可以指出某种理论里的错误，我会发现防

守策略中存在的问题并且帮助改善它，我也能够预测出在某种特定条件下将会出现什么问题，从而让我可以对最坏的情况做出准备。通常情况下，这是一个有用的特点。比如，人们并不想要一个乐观主义的结构工程师来告诉我们"我很肯定这座大桥不会出现问题"，我们需要的是能够检查每一步计算是否存在问题的工程师；我们需要的是能够指出哪些地方可能会出现问题的专家。但是，当这种关注于负面性的表现扩展到日常生活中的方方面面时，就会大大影响生活中的乐趣所在。

那么为什么你不能够将注意力更多地放在积极的事情上呢？是你出了什么问题吗？如果你能够更多地关注于积极正面的事物，那么你将会更加乐观，不会有那么多的焦虑，也会更加开心。也许你已经知道，现在市面上有很多书都在花大量的篇幅来告诉你这些道理。但是很遗憾，这种逻辑常常意味着抑郁症患者要为他们所遭受的一切而受到指责：因为大家会问，为什么他们不能自己振作起来，走出困境呢？当然，关注积极事件的确是产生快乐的原则之一，但是并非所有的情况都是这样。

真实的情况在于，我们每个人的大脑都是天生对情绪性的信息反应更加强烈，而且每个人所倾向于反应的情绪信息种类以及每个人的大脑如何对这些信息起反应都是不同的。有些人的杏仁核对于情绪信号的反应更加活跃，[13] 所以需要来自前扣带回更强的调控来避免负面的情绪反应。而另一些人在处理和摆脱负面信息的影响方面要轻松很多。有意识地关注正面信息的确会有帮助，但是有些脑区还是会继续关注负面信息。关键问题是：你的大脑属于其中的哪一类？

3.3.1 负面消极偏向的家族遗传性

看看自己的家族谱系，是否家族中有很多人都遭受着来自抑郁和焦虑的困扰？情绪性疾病的确有家族遗传性。抑郁症父母的孩子会因为很多原因而有更高的概率患上抑郁症，这其中就包括遗传因素、早期童年经历以及习得性无助等。

有一些研究人员曾经通过调查抑郁和非抑郁妈妈的青春期女儿来研究负面情绪偏向的遗传性。他们发现，抑郁妈妈的女儿有更高的倾向去注意到负面的情绪表情。[14] 但是注意到负面情绪并非是这些孩子有意识的行为，只是因为她们的大脑在处理情绪信息时与其他人不同。但不幸的是，过多的对于负面情绪的关注使得她们处于罹患抑郁的高风险中。

另外一些研究则发现了遗传因素与抑郁症之间的联系。比如编码 5-羟色胺转运体分子的一个基因的某一版本会大大增加人们发展出抑郁的风险。[15] 拥有这个版本基因拷贝的人的大脑对于负面情绪更具偏向性，而对积极的情绪则相对迟钝。[16]

更为重要的是，这种基因还会对有助于对抗抑郁的脑区的功能产生不好的影响。比如，腹侧前扣带回脑区的活跃会增强乐观的感觉，[17] 并且能够提高抑郁患者情况可能出现改善的概率。[18] 但是对于有这一基因的人来说，他们却可能拥有更小的、效率也更低的腹侧前扣带回脑区。[19] 还有就是，这一基因还会削弱腹侧前扣带回脑区对杏仁核的控制能力，也就意味着表达这一基因的人的杏仁核比常人更容易被情绪信号所激活。[20] 很不幸，我们还没有结束这一部分，因为还有很多其他因素能够使大脑陷入消极的下行旋涡中。

3.3.2 心境一致注意偏向

"生活是心情的轨迹，它就像一串念珠；我们所经历的一切都是多彩的透镜，它们让世界呈现出各种不同的颜色。"诗人拉尔夫·瓦尔多·爱默生明白情绪或心境是如何影响人们认知的，这一过程被称为**心境一致注意偏向**（mood congruent attentional bias）。结果表明，当你的情绪变

哪怕是仅仅看到这些负面的词语，杏仁核也会变得
活跃起来。

坏的时候，你大脑的负面倾向也会变得严重起来。感觉到情绪低落意味
着你更容易注意到外界和自身负面消极的部分。包括我们在第 1 章中提
到的情境依赖记忆也会受到这一影响，也就是在特定的场景下使得人们
更有可能回想起伤心的往事而不是快乐的记忆。

这种偏向性产生的最主要原因就是：人们处于某种糟糕的情绪状态
下，会增强杏仁核的活性。这种坏的情绪并不需要多么严重，就足够引
起情绪的偏向性。在一项研究中，被试者玩一个猜字游戏，游戏中出现
的都是一些负面的词语，比如梦魇等。结果发现，哪怕是仅仅看到这些
负面的词语，杏仁核也会变得活跃起来。[21] 所以说要让大脑产生偏向性
并不是多么困难的一件事。

当然，就像前边提到的那样，这种偏向性在抑郁患者中更加严重。
他们的注意力更多关注在负面事件和情绪上，[22] 他们也比一般人感受到
更多的悲伤。[23] 患有抑郁症时，自己的状态就好比电视频道一直在播放
六点钟新闻一样，因为，如果你只能看到这些新闻，你会觉得整个世界
都充满了政治丑闻、气象灾害和恐怖犯罪。如果你能够换一个频道的话
也许就会看到不一样的世界，但是问题就在于你不能。

值得庆幸的是，使得人们陷入消极之中的情绪偏向性同样有助于促
进正向循环。当你注意到某些积极的事物或者稍稍改善一下自己的情绪
状态，那么这时情绪和注意环路会想要将这种状态持续下去，我们会在
本书的后半部分讨论如何更多地来调整这些环路，但是在此之前，我们
将首先更多地了解一下大脑所注意到的消极性种类有哪些。

3.3.3 注意到错误

你是否曾经感觉到自己做任何事好像都是错的？由于前扣带回背侧

部分的功能就是专门注意人们所犯的错误，[24] 所以这一点是完全可以理解的。但是公平地讲，背侧前扣带回并不像一个总是指出我们缺点的恶毒配偶，其实它是在尝试帮你。只要在可能的时候，我们的大脑都喜欢走捷径，而且大部分时候它都处于自动驾驶的状态。但是当大脑发现你犯了错误，前扣带回就会提醒前额叶皮层："嘿，老兄，这件事我们得管管了，是时候展现一下我们的处理能力了。"

注意到你所注意的　我们没法控制进入大脑的随机信息，但是我们可以试着去留意我们的偏向性。当你因为开车遇到红灯而感到生气的时候，你可以想：哦，真是太有意思了，我注意到眼前的这个红灯，为什么没有注意到刚刚路过的那个绿灯呢？

简单点儿说就是，尝试着去练习无判断意识。无判断意识是一种正念的形式，是指不要带有情绪反应地去注意某件事物，即使这件事的结果并非是自己所期望的那样。意识或认识并不一定需要情绪，因为意识和情绪是由不同的脑区所介导的。发现错误会自动激活杏仁核，但是意识到自己所产生的反应，则能够激活前额叶皮层，而它会起到冷静杏仁核的作用。[25]

背侧前扣带回的作用就是想帮你去把事情做好而已。一项功能性磁共振成像研究观测了人们在犯错误之后，前扣带回是如何调节前额叶皮层活性的。这项研究表明：一旦前扣带回注意到有冲突信息产生，它就会增强背外侧前额叶皮层的反应性。[26] 这就像你有一个好朋友可以让你在上化学课的时候好好睡觉，而一旦老师准备点你名的时候，他会马上拍拍肩膀喊你醒来。

处于不确定状态的时候，抑郁患者会在背外侧前额
叶皮层中表现出更多与担忧相关的神经活动，同时在内
侧前额叶皮层中表现出更多自我关注的情绪过程。

大脑不做任何事的时候，它在干什么？这是一个具有欺骗性的问题：其实大脑一直在忙着做事。前扣带回皮层就一直处于工作的状态。它总是在背后留意着你犯的错误。所以被它指出了所犯的错误后，不要因此而生它的气，因为这就是它的工作。

3.3.4　变得悲观

还记得那些被试者被要求看的图片吗？有些图片是积极正面的（比如一只小猫），有些则是负面消极的（比如一把枪），还有一些是中性的（比如一把椅子）。大多数时候，被试者会被告知他们将会看到哪种类型的图片，但是有时研究人员也会让情况变得不确定。

当抑郁患者被告知他们将会看到一些负面的图片时，他们的岛叶以及腹外侧前额叶皮层就表现出更多的活跃状态，提示他们比非抑郁状态的人有更多的内脏和情绪反应。[27]让人感到奇怪的是，即使不告诉他们即将看到的图片种类，他们的大脑也会表现得好像即将看到负面图片一样。也就是说，在不确定的情况下，他们的大脑假设的将是最坏的状况。除此以外，处于不确定状态的时候，抑郁患者会在背外侧前额叶皮层中表现出更多与担忧相关的神经活动，同时在内侧前额叶皮层中表现出更多自我关注的情绪过程。这种对不确定状态的反应正好可以解释为何抑郁患者总是表现得更为悲观：因为过去的是糟糕的，所以未来肯定也一样糟糕。[28]

能够理解大脑对不确定性的反应是非常重要的，因为这些反应会非常显著地影响我们的感觉。当开始一段新的关系或者换了一个新的工作时，我们的大脑也许会自动将新的环境解读为不好的状况。但是事实并非如此，这只是一种不确定性而已。而且对于很多值得我们去拥有和去

与非抑郁状态的人相比，他们会对可能出现的疼痛表现出更强的内脏和情绪反应，甚至认为疼痛真的发生的可能性也更大。

做的事来说（就像寻找真爱，或者找一份很棒的工作），我们必须经过这样一些不确定的阶段。我们必须时刻提醒自己的是：我们的大脑也许会把不确定状态理解为负面和消极的，但是我们不能因此而错过不确定性有可能带给我们的很棒的奖励。

3.3.5　痛觉的疼痛部分

我们能够体验到最糟糕的事情之一可能就是疼痛了。你也许会很奇怪，为什么有时我们会感觉全身都痛，有时我们又完全感受不到疼痛的存在。这是因为我们对于疼痛的感受会被我们的情绪和动机强烈所影响。

痛觉不同于身体的其他感觉，因为它包含着情绪的成分。我们并不是仅仅客观地感受到疼痛（比如我们从不会这样说：哦，我的手好像被车门给夹住了），通常我们都会有一种自动的情绪反应（这该死的车门夹到我了！真疼啊！），这些情绪的成分才是真正让痛觉感受到疼痛的原因。

这里需要重点区分的两个概念是疼痛信号和疼痛感受。疼痛信号是通过身体内被称为伤害感受器（nociceptor）的神经元所介导的，它们负责将疼痛信号传递给大脑。但是仅仅因为身体的某一部分感受到了疼痛的存在，并不意味着大脑一定能够注意到疼痛的存在。因为要完成这一过程，必须要有前扣带回皮层的参与才可以。[29]

一项功能性磁共振成像研究[30]比较了抑郁患者在预期会感受到疼痛与他们真正感受到疼痛时的大脑反应活性。结果发现，当预期疼痛会产生时，抑郁患者的岛叶皮层、杏仁核以及背侧前扣带回皮层会表现出明显的活性增强。因此，与非抑郁状态的人相比，他们会对可能出现的疼痛表现出更强的内脏和情绪反应，甚至认为疼痛真的发生的可能性也更大。

拥抱可以减轻杏仁核的反应 拥抱，特别是长久的拥抱，可以使大脑释放出被称为**催产素**（oxytocin）的神经递质和激素，而它可以减弱杏仁核脑区的反应性（见第 11 章）。

与此相类似的是，当抑郁患者经历真正的疼痛刺激时，他们的杏仁核也比非抑郁患者表现出更强的反应。他们的大脑对疼痛表现出更多的情绪性反应，而且当他们觉得越无助，大脑的这种情绪反应也越会增强。更严重的是，他们的大脑中负责产生疼痛抑制激素内啡肽的脑干区域的活性也减弱了，也就是说，他们的大脑根本就没有尝试去抑制痛觉。同时，他们的腹侧前扣带回皮层以及前额叶皮层的活性也降低了，这意味着痛觉对他们的乐观环路产生了更强的影响，同时使得他们对当前处境的理性思考能力也变差了。因此，如果一个抑郁患者和一个非抑郁的人同时被炉子烧到了手，抑郁患者将会更多地被痛觉所影响。大脑对于痛觉的响应可以解释为什么慢性痛的患者更容易产生抑郁症状，反之也是如此。

3.3.6 糟糕的回忆

在抑郁的时候，大脑会表现出对糟糕回忆的偏向性。这里我说的糟糕的回忆并不是指那种你在超市里回忆不起来自己该买什么东西的糟糕的记忆力。我所说的是只能回忆起糟糕痛苦的往事，却记不起美好回忆的情形，这种情况通常是杏仁核和海马之间的交流障碍所导致的。

影响人们对当前状态感知的情绪偏向性同样会影响我们的记忆，并且对旧记忆的回想和对新记忆的形成都有影响。杏仁核受到应激压力刺激的时候，会告诉海马储存这段记忆——这也是大脑进化出的帮助我们避免危险的另外一种方式。[31] 但这并非是一个在任何情况下都适用的优点。人们抑郁的时候会更多地感知负面的东西，而这些负面的事物和信息更容易激活杏仁核，然后被海马编码成为记忆。所以在抑郁的时候，人们会容易存储更多糟糕的回忆，而非美好的回忆。更严重的是，由于情境依赖记忆的存在，抑郁症会使得回忆美好的时光更加困难，而回想痛苦的往事却更加容易。

最后，你也许会认为即使有情绪偏向性的存在，那些曾经的美好回忆也不会受到什么影响，可事实并非如此，对于以前记忆的提取并不像寻找旧的邮件那么简单。每次你回想它们的时候，都是记忆被碎片化并重新组合的过程。而你的消极情绪会影响这一重组的过程，因此每次都会不自觉地加入一点阴暗和悲伤的成分。所以如果你能够意识到自己回想过去的过程其实是在带着当前抑郁状态的有色眼镜下进行的，会有助于我们明白生活并非总是如此不堪。

3.3.7　失败的痛楚

有些人的大脑会对失败和失望产生更强的反应。在一项研究中，研究人员调查了具有抑郁家族史的个体，因为他们有着更高的风险会患上抑郁症。研究检查了他们的大脑对于赌博游戏中获胜和失败结果的反应。结果表明：这些有抑郁风险的人在意外损失掉钱财后，会在眶额皮层表现出更强的激活反应，这意味着失败对他们的动机环路造成了更大的影响。而且这些研究对象在意外赢到钱以后还会表现出更弱的海马反应活性。[32] 因为海马对于记忆的形成是必需的，所以这种反应活性的减弱意味着他们将很可能不再记得这些赢钱的经历。因此这些人的记忆以及他们未来的行动都因为抑郁的风险而产生了一定程度的改变，最后造成了陷入下行旋涡的可能性。

随后研究人员让这些被试者连续服用四周的抗抑郁药，尽管药物干预并没有对他们的抑郁或者焦虑水平造成影响（大家要记得，他们并非真正的抑郁患者，只是具有患上抑郁的风险），却影响了他们大脑的活动。经过药物处理以后，他们的眶额皮层变得不再对失败有过度的反应，而且他们的海马对于获胜的结果有了更强的反应。所以仅仅因为你的大脑环路对消极性存在自然的倾向，并不意味着大脑就必须一直保持这种状态。也许药物干预是一种答案，或者其他众多修正大脑环路方法中的某一种也是不错的选择，我们会在后边的章节中对这些方法进行讨论。重点在于这种改善是有可能产生的。

3.4　扭转负面消极偏向

其实有很多方法可以帮助对抗这种天生的消极的大脑偏向性或者情绪偏向。因为我们将在本书的后半部分介绍更多的方法来改变这种大脑活性，所以这里就简单介绍一些方法。

3.4.1　积极性的神经化学原理

有两种神经递质系统在扭转消极偏向方面起着非常重要的作用，它们是 5- 羟色胺和去甲肾上腺素。它们都是抗抑郁药物的常见作用靶点，而且对前扣带回皮层和杏仁核以及海马这三个脑区之间的交流有着非常重要的影响。

如何提高去甲肾上腺素的水平　令人惊奇的是，一些很简单的事情就能起到提升去甲肾上腺素水平，继而降低消极偏向性的作用，比如锻炼身体、一整晚高质量的睡眠，甚至享受一次按摩也可以。我们将在后文中对它们进行详细讨论（分别在第 5 章、第 7 章和第 11 章）。

有一项研究对药物促进 5- 羟色胺和去甲肾上腺素释放的作用进行了仔细观察。经过一周的处理以后，没有药物可以显著地增强被试者的总体幸福感，但是它们都让被试者表现出对积极事物更多的关注，并减少对消极事物的关注。[33] 由于这项研究是在健康的志愿者中进行的，所以这一结果提示了抗抑郁药是如何帮助人们对抗抑郁的，它们并不需要直接改善病人的情绪；相反，只需要影响大脑，让它去更多地关注积极的事物。

5- 羟色胺和去甲肾上腺素在痛觉的感知过程中也起着非常重要的作用。对抑郁症有效的药物通常也会对慢性疼痛的症状有一定的帮助，并且它们可以帮助降低与疼痛相关的背侧前扣带回皮层的活性。[34] 慢性疼痛可能会不断地造成下行旋涡的形成，所以减少疼痛对大脑的影响肯定会是形成正向循环的一个良好开端。

3.4.2 增强乐观环路

我们可以通过增强负责乐观的大脑神经环路来对抗悲观主义。第一步就是设想一下未来发生积极事件的可能性。我们不需要相信它们一定会发生，只需要认为它们有可能会发生就够了。也许明天你就会找到自己的真爱，或者找到一份更好的工作。或者很有可能事情并不会按照你所想象的最坏方式发生。认识到好事也是有可能发生的，将会激活腹侧前扣带回皮层。[35] 而且很重要的是，腹侧前扣带回皮层能够帮助调节杏仁核的活性，所以增加了控制大脑消极偏向的可能性。

增强乐观环路的第二步是，我们不仅需要认识到好事是有可能发生的，还必须期待它们的发生。期待积极的事物同样可以激活腹侧前扣带回皮层，[36] 有助于控制杏仁核活性的前额叶皮层。

当然，所有这些都是说起来比做起来容易。由于想要忽略消极性而只关注积极性并没有那么简单，所以增强大脑对于杏仁核的调节能力至关重要。本书的第二部分包含了不少可以实现这一目的的技巧，比如一次高质量的睡眠（见第 7 章）或者和朋友一起出去玩耍（见第 11 章）。好消息是，我们马上就要进行到本书的第二部分了。

第 4 章

被坏习惯所困

　　我的朋友比利是我认识的最有趣的一个人，但是他的生活并不如意。他成长于密歇根州某个小城的一个相当贫困的家庭，家就在一个大垃圾场的对面，他的父母也经常被人辱骂殴打。尽管有着动荡不安的童年，而且在后来的生活中染上了毒瘾，他仍然成为密歇根大学足球校队的一员，成了一名成功的电视专栏作家，并且最后还获得了神经科学的博士学位。他曾经不得不忍受种族主义、对同性恋的偏见和抑郁症的困扰，更不要说我第一次见他的时候，他的体重有 300 多千克。然而过去几年中，他付出了非常大的努力，我知道他已经减掉了不少的体重，而且他还在继续努力着。他非常和蔼地允许我把他的故事在这里和大家一起分享。

　　可是，比利的体重问题和情绪问题总是纠缠在一起。当他情绪低落或者压力太大的时候，美食会让他觉得好过一点儿。但是过度超重又会促进他抑郁症状的产生（我觉得这里不需要再重复"下行旋涡"这一概念了吧）。他的体型太过庞大，以至于都难以坐进自己的车里。如果他的

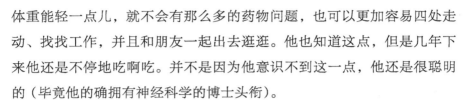

体重能轻一点儿，就不会有那么多的药物问题，也可以更加容易四处走动、找找工作，并且和朋友一起出去逛逛。他也知道这点，但是几年下来他还是不停地吃啊吃。并不是因为他意识不到这一点，他还是很聪明的（毕竟他的确拥有神经科学的博士头衔）。

他发现自己即使在不想吃东西的时候，也会不停地吃下去。而且当他觉得有压力时，就想吃东西。而且狂吃东西并不是他唯一的缺点，他还看太多的电视节目，而且总是习惯性的迟到。如果他知道这些事对他来说是不好的，那为什么他就是停不下来呢？为什么他不停止吃东西，不开始做更多的锻炼？也许对于自己的各种坏习惯，你也有这些想法吧。

做出评价是一件很简单的事，因为导致他陷入下行旋涡的那些习惯很容易就可以被大家看到。不过我们中的大多数其实都有很多在他人看来显而易见的坏习惯。比如我就有非常严重的拖延症，而且每天都是以看电视作为一天生活的结束，而不是写作或者锻炼身体。或许你有着遇到困难就容易放弃的习惯，这使得你很难实现有意义的目标。或许你很容易生气而且很难组织好手头的事。或许你不习惯别人和你太亲近，总是喜欢自己一个人独处。或许你喜欢尝试各种曲奇饼干、香烟或者啤酒。有时除了这些你已经知道的显而易见的坏习惯以外，也许还有些对你的生活造成负面影响的坏习惯是你自己从来都没有意识到的。

从定义理解，习惯本来就是难以改变的。而且有一些习惯是如此根深蒂固，以至于我们从来都不会认为它们能被改变。还好，想要实现对习惯改变的第一步就是先要有所认识，第二步就是要相信改变是有可能实现的。对于改变来说，你可能需要借助治疗或者是药物的作用，或者你只需开展一些本书所介绍的活动。但首要的是，你需要理解自己的大脑是如何形成并且控制这些习惯行为的。

4.1 行为控制

为了真正理解习惯行为是怎么回事，我们必须知道通常情况下，大脑究竟是如何控制我们的行为的。我们常常会认为大部分的行为可能都是由有意识的目的所驱动的。但实际上，我们的大多数行为都属于冲动或者例行行为，而非是由某个特定的想法所引发的，它们就是一种自发的反应而已。用一个词概括就是：习惯。抑郁的时候情况更是如此。而且不幸的是，那些导致人们抑郁的习惯并不会将他们从抑郁中解救出来。

关于习惯是如何产生、维持以及如何发生改变的，已经有非常清晰明确的神经科学解释。虽然主动行为大多是由前额叶皮层介导的，但习惯行为则是由纹状体（striatum）所控制的，它是位于大脑深处的一个古老的处理中心。（如果将前额叶皮层比喻为现代化的云计算机，那么纹状体则类似于古老的输入 IBM 主机的穿孔卡片。）

既然坏习惯对于我们没有太大好处，为什么我们还是会不停地重复它们呢？这是因为纹状体并不像前额叶皮层那么理性，至少不是我们通常意义上理解的那种理性。它其实并不会区分好的习惯和坏的习惯。在坏习惯形成以后，纹状体其实非常乐意去执行这些坏习惯，而且从不考虑将会带来什么长远的影响。在你对此感到过分苦恼以前，你要知道纹状体甚至是没有意识的。就像你不能因为自己在梦游的时候做的事而责备自己一样，你同样不能因为这些无意识的习惯而对自己感到不悦，因为它们都是无意识的。

坏习惯通常可以被归纳为冲动行为或者是例行行为。冲动行为通常是由短时的欲望所驱使的，就像随手点开脸书链接的行为。例行行为并不是由欲望驱使的，而是一些我们很容易就会做出来的行为，因为它们之前已经被重复过太多次了。这种例行的不良习惯就像是一些类似张着大嘴嚼东西吃这样的小毛病，也可能是一遇到难以承受的挫折打击就想逃离现实世界的有害行为。

冲动与例行行为都是由纹状体所控制的，但是例行行为更多依赖于靠上的部位，也就是背侧纹状体；冲动行为则是由靠下一些的伏隔核所发起的。这两个脑区都非常依赖于多巴胺神经递质，我们稍后会讨论这部分重要内容。

我们最终做出的行为是由前额叶皮层、伏隔核以及背侧纹状体间的交流协作产生的结果。前额叶皮层选择做出什么行为，是基于对今后长期利益的判断。伏隔核选择做什么，是基于怎样才能最快地获得乐趣。背侧纹状体选择做什么，则是基于我们之前已经做过什么行为。这几个脑区就像国会议员一样，有时他们会相互支持，有时也会意见不合。前额叶皮层是这一环路中唯一关心我们长久利益的脑区，但是很遗憾，它却常常被投票否决。为了理解背后的原因，我们将更加深入地了解冲动和例行行为。

4.1.1 动机冲动

看看超市里展现在你眼前的东西吧，一排排诱人的糖果和杂志，你是打算坚持按照购物清单来买，还是为了让自己高兴一下而再多买点东西呢？想要理解冲动行为是如何产生的，关键就是要知道：每种让人快乐的事都会在伏隔核中引起多巴胺的释放。享受性爱会释放多巴胺，赌博赢钱会释放多巴胺，嗑药会释放多巴胺，吃巧克力也可以释放多巴胺。

而关于伏隔核脑区最有趣的地方在于，它能够学会什么事情是令人愉悦的，以及学会预期即将得到的快乐。比如当你第一次吃士力架的时候，会引起多巴胺在伏隔核内的释放。下次你拿起士力架，在打开包装的时候，多巴胺就已经在释放了。再下一次，只要你走过货架看到士力架，就会引起多巴胺的释放。很快，只要你一走进商店，就会引起多巴胺的释放，因为你已经预期将会看到士力架、打开包装然后吃到它了。

伴随着冲动，你所做出的行为或者感觉就会触发对于某些特定愉悦结果的预期。但问题是：在快乐的预期中产生的多巴胺的确可以激发出真正引起快乐的行为。这一过程中的每一步都会促进一些多巴胺的释放，然后进一步推动我们走向下一步。

解决掉你的触发点 避免诱惑要比抵御诱惑容易得多。如果你知道是什么东西使你形成了某种特定的习惯，那么就可以通过在生活中避免这些诱因，从而摆脱这类不好的习惯。比如，就像我的朋友比利，他知道自己每天花太多的时间看电视，而形成这一习惯的诱因就是他每次看到电视机放在那里就想打开看看。于是他干脆把电视搬出了自己的卧室，现在他再也不存在看太多电视的问题了。再举一个例子，如果你不想买曲奇饼，那么就不要在逛超市的时候走到曲奇饼货架的附近。因为一旦看到这些美味的烘焙食品，将会引起多巴胺的释放，从而最终让你忍不住把它们买下来。

如果你还是穴居的原始人，那么冲动行为也许就不会是什么问题了。因为生活肯定非常简单。如果觉得什么东西好吃，你就会尽可能地多吃；要是觉得做什么事很有意思，你就会不停地做这种事。而对于当代社会来说，情况就不一样了，生活中有太多很容易就能得到的乐趣，这会绑架我们伏隔核中的多巴胺，从而让我们表现出对即时满足的过分追求。

而在抑郁的时候将会出现更加严重的问题，因为这时伏隔核中的多巴胺活性要比常人更少。第一，这意味着曾经充满乐趣的事物会变得不再有趣。第二，因为多巴胺的活性降低，那么为数不多能够引起伏隔核兴奋的东西就是那些能够引起更多多巴胺释放的事物，比如吃各种垃圾例行行为经常会造成下行旋涡的产生，因为尽管我们没有从中获得太多的乐趣，但是我们仍会不停地重复它们。

食品，服用成瘾药物，赌博以及沉溺于色情之中。所有这些冲动都意味着你的行为是为了追求最迅速的快感，而这从长远来说对你并没有太多好处。由于大多数的冲动行为都很容易被识别，所以大部分隐藏起来的坏习惯通常都是一些例行行为。

4.1.2　例行行为的发展形成

有一位古老的印度人曾经说过："人生的前 30 年是在形成自己的习惯，而人生的最后 30 年则是习惯成就我们。"你是否曾在不饿的时候还不停地吃东西，或者在没有什么好看的节目时还不停地盯着电视看？例行行为经常会造成下行旋涡的产生，因为尽管我们没有从中获得太多的乐趣，但是我们仍会不停地重复它们。而且，我们通常都意识不到自己是什么时候开始做出这些行为的。缺少乐趣和意识也许看上去会有点奇怪，但事实的确如此，因为背侧纹状体其实并不是非常在乎这两点。

背侧纹状体和伏隔核之间有着非常强的连接，而且它也使用多巴胺这一神经递质。然而，多巴胺在背侧纹状体中的释放并不会让我们感到愉悦，它只是强迫我们做出行为。

习惯之所以能够形成，就是因为我们每次的行为都会在背侧纹状体中激起特定的反应模式。每次我们做出相同的行为，这一反应特征就会在脑中强化，也就是背侧纹状体中神经元之间的相互联系会变得越来越强。除此之外，我们每次激活这种特定的反应模式后，下一次它就更容易被激活。所以很快我们就会只想按照熟悉的方式做出行为，而想要形成新的行为方式已经几乎不可能了。

想要理解背侧纹状体的某种特定反应模式，最重要的就是要知道，一旦这种特征已经形成，那么它就会永久存在下去。这就是为什么你从

你的确没法抹掉这些坏习惯，它们只是因为你已经
形成了更新更强的习惯从而好像变弱了。

来不会忘记怎么骑自行车。这也是为什么那些坏的习惯总是很难被改掉。
而且实际上，你的确没法抹掉这些坏习惯，它们只是因为你已经形成了
更新更强的习惯从而好像变弱了。除此之外，一旦习惯在背侧纹状体中
形成，那么它们能否带来快乐就已经不重要了。当然，习惯行为第一次
产生的时候，是因为伏隔核在激励你去做一些行为，但是当习惯已经变
得根深蒂固以后，就不再需要伏隔核来激励了。

　　成瘾行为也是以类似的方式形成的。成瘾起始之初会在伏隔核中引
起快感冲动。但是随着时间的推移，伏隔核会逐渐停止响应，然后成瘾
本身也会变得不再有乐趣。由于成瘾深深地嵌在背侧纹状体中，所以你
会感觉自己是被强迫着再多喝一杯酒或多抽一根烟。正是因为多巴胺会
发生这些改变，所以成瘾会增加人们罹患抑郁的风险，而同样抑郁症也
会增加成瘾行为产生的风险。这又是一个下行旋涡。

　　背侧纹状体并不真的关心我们想要的是什么。它只在乎我们是否按
照已经形成的方式做出行为。更好地理解这些行为方式将是改变它们的
关键所在。但遗憾的是，很多时候问题并不在这些坏习惯本身，而是根
本没有尝试去做任何改变。

4.2　疲劳感

　　床边桌子上的闹钟响了起来，提醒你该醒来起床了，但你不确定自
己是否有力气起来关掉闹钟。大部分人起床后都是懒懒散散的，而在抑
郁的时候，这种感觉可能会持续整整一天，那是因为你的能量已经枯竭
了，所以做任何事都变得非常困难。疲劳感是抑郁症最常见的症状之一，
它是由我们之前已经讨论过的前额叶皮层的功能障碍（比如 5- 羟色胺的

> 前额叶皮层的功能保持正常是形成新行为所必需的，
> 所以当它的功能出现紊乱时，纹状体便会取代它，起到
> 控制行为的作用。

减少，这会导致制订计划和决策变得迟钝），以及背侧纹状体的活性降低所共同引起的。[1] 前额叶皮层的功能保持正常是形成新行为所必需的，所以当它的功能出现紊乱时，纹状体便会取代它，起到控制行为的作用。因此，这时你所做出的行为很可能大多都是一些早就形成的例行行为或者冲动行为。然而，由于抑郁的时候背侧纹状体的活性也同样减弱了，所以除非被某种冲动所激励，否则你更有可能什么事情都不想做。这就很好地解释了为什么有时候连起床都变得那么困难。

4.3 压力可以促进习惯的形成

在备受称赞的 HBO 剧集《火线重案组》中，警探吉米·麦克纳尔蒂有酗酒、易怒和忠诚方面的问题。但是他从工作时间不规律、充满不确定性和压力的凶杀小组调任成为一个循规蹈矩的街头巡警后，一切都变了，他不再酗酒，也学会了冷静，而且继续保持着忠诚。

在第 2 章中我们知道，应对是面对和处理焦虑时的第三阶段。但是应对行为本身并不是只有当你感到焦虑时才出现——它其实是一种能帮助我们处理各种压力的习惯行为。压力可以引起背侧纹状体内多巴胺的释放，[2]从而自动激活你的应对习惯。对于麦克纳尔蒂来说，他的压力来自工作的不确定性，而他的那些应对习惯，说得好听一点儿，也实在算不上是有效。

每个人都有自己的应对习惯，它们是我们的例行行为中最根深蒂固的那一部分。通过减轻杏仁核的活性以及身体对于压力的反应，这些应对习惯至少会让我们暂时觉得好过一些。好的应对习惯能将你从即将生

> 一旦成为某种固定的例行行为，它的乐趣和注意力的属性便不复存在，但是它仍然能够在极端状况下给人提供一种控制感。最后它会成为一种成瘾行为。

成的下行旋涡中解救出来，因为接下来背侧纹状体将会行使控制功能，从而使你的生活重新回到正轨。但是坏的应对习惯并不能长久有效地稳定你的情绪，所以如果采用糟糕的应对习惯，反而会在接下来引起更多的压力，最后让你掉进陷阱里。

应对习惯可以很好地解释我的朋友比利的情况。为什么他会吃那么多？对于一个孩子来说，在一个乱哄哄的家里，吃东西就成了他应对压力的主要策略。吃东西能转移当前的注意力，也能很快产生愉悦感，而且能够降低他的身体对压力的反应。在一开始的时候，他只是有想要吃东西的冲动，但是最终形成了一种难以改变的例行行为。一旦成为某种固定的例行行为，它的乐趣和注意力的属性便不复存在，但是它仍然能够在极端状况下给人提供一种控制感。最后它会成为一种成瘾行为。当比利感觉到有压力的时候，如果他能停几秒钟，注意一下自己的行为，那么他就会发现自己肯定是要去厨房找吃的，或者正准备开车去麦当劳餐厅，又或者是正在给达美乐比萨店打电话订比萨。也许这些老的习惯曾经帮助你从最巨大的生活压力中解脱出来，但是现在生活的状况已经变了，这些习惯已经不再有用。可是你仍然会做出这些行为，因为这已经成了习惯。

不幸的是，当比利意识到自己的应对习惯已经不再合适的时候，他已经陷入了小小的困境中。他的体重让他觉得很有压力，而压力又会促使他吃得更多。这就像是成瘾时的状态：如果你不做出那些习惯行为，就会觉得焦虑，从而会让你更想做出这些行为。而一旦你屈服于这些习惯行为，那么随后又会产生出更多的压力，这些压力会再次诱发出习惯行为。很明显，我们就这样陷入了一种感觉根本无法被打破的循环状态中。

但其实这种状态并非无法被打破。为了摆脱一些具有破坏性的应对习惯，你不能仅仅停下来不做它们，因为这会让你感到有压力。相反，你必

为了摆脱一些具有破坏性的应对习惯，你不能仅仅停下来不做它们，因为这会让你感到有压力。相反，你必须用其他的习惯来替代它。

须用其他的习惯来替代它。比利用一种很聪明的方法实现了这一目的，他把自己对于事物的成瘾引导成雕刻精美食物的艺术，比如在苹果上刻一个鼻子，或者在哈密瓜上雕一只天鹅。因此，当他感觉自己忍不住要吃东西时，可以用另一种无害的行为来转移自己的注意力。他同样还采取了其他措施来减少可以诱发坏习惯的压力，主要是通过身体锻炼、写作以及练习正念来实现的。这一系列方法的组合使用，帮助比利在我认识他的头几年里非常有效地减少了大概 90 千克的体重，而且他的体重还在持续地减下去。与坏习惯抗争的困难性不是我用简单的几句话就可以说明白的，但是科学研究的确表明，通过使用更有效的应对习惯并且减轻大脑的压力，是可以实现这一目标的，我们也将在本书的第二部分进行深入的讲述。

压力会强化习惯

我们的应对习惯并非是由压力诱发的唯一习惯行为。事实上，压力可以影响大脑，使得它更偏向于做出我们固有的一些习惯行为，而不是新的行为。[3] 假如这几个脑区会说话，它们的对话将会类似于这样，背侧纹状体会说："我们应该这么干，因为我们一直都是这么干的。"前额叶皮层说："但这样干并不能帮我们达到目的啊！"与此同时，伏隔核则说："哇，那块蛋糕看起来好美味啊！"

压力会改变脑区间的对话动态。当你处于冷静和放松状态的时候，前额叶皮层会按照自己的方式很好地运作；但是当你感觉到更多的焦虑和压力时，控制力则会更多地转向背侧纹状体和伏隔核脑区。这也是为什么你也许在控制饮食方面做得很好，但是有可能和自己的爱人动手，或者你平时可能会很有规律的进行锻炼，但是有时也会忍不住去看家庭肥皂剧。面对压力的时候，你常常会做出那些最根深蒂固的例行行为，但是当你感觉到更多的焦虑和压力时，控制力则会更多地转向背侧纹状体和伏隔核脑区。

或者会成为冲动行为的受害者。

> *深呼吸* 感觉到自己烦躁不安或者控制不住要做出某些不好的习惯行为时，深呼吸让自己平静下来吧。慢慢地吸一口气，然后再慢慢呼出来，有必要的话，继续多做几次。就像我们将在第 9 章中讲述的一样，缓慢的深呼吸有助于平缓大脑的压力反应。

例行行为和冲动在抑郁的时候会变得更加严重。不论你是否有抑郁，这些行为都会影响我们的幸福感。我们将在本书的后半部分更多地讲述这些行为：工作习惯（见第 6 章）、睡眠习惯（见第 7 章）、进食习惯（见第 8 章）、社交习惯（见第 11 章），等等。

4.4　控制冲动与例行行为

不管我们谈到冲动还是例行行为，其实所有坏习惯都是由某些原因所引起的。如果你能将这些诱因从生活中移除（比如，避免酗酒爱好者接触酒吧），那么我们就能规避这些坏习惯。

但遗憾的是，诱发习惯行为的过程是无法避免的。请大家记住一点，很多习惯都是由压力所引起的，没有人会生活在完全没有压力的环境中。一旦习惯被诱发形成，唯一能控制它的办法就是激活前额叶皮层。

我们强大的前额叶皮层是将我们同动物区分开来的特点之一。其他大多数动物几乎都生活在冲动和例行行为中，但是我们人类具有通过有意的行为来对抗这些行为的能力。在这里，有意的或者故意的（willful）意味着我们自觉地、有意识地像踩刹车一样来主动避免习惯行为的出现。

一旦习惯被诱发形成，唯一能控制它的办法就是激活前额叶皮层。

有意的行为是由前额叶皮层控制实施的，而且要抑制冲动行为的话，还必须依赖于前额叶皮层中 5- 羟色胺的正常功能。

可惜我们不可能有着源源不断的 5- 羟色胺的供应。每次当你抑制某种冲动的时候，会使得抑制另外的冲动行为变得更加困难。对冲动行为的抵抗就像用有限的子弹来对抗一伙僵尸大军，最终你的弹药将会耗尽。好在我们还有其他的补救方法，你可以养成更好的习惯，这样就不必总是依赖前额叶皮层了，而且你可以通过一些方法来刺激 5- 羟色胺的生成。我们将在第 8 章中进行介绍。

另一个解决方法就是将抑制这些不好的冲动和例行行为的过程从内在变得有乐趣一些，只要你能被某个目标所激励，就有可能实现。设定目标可以改变很多大脑区域的活性，包括伏隔核、前额叶皮层以及前扣带回皮层。我们将在第 6 章讲述设定目标所具有的力量。

最终，我们还是要回到这些已经成为陈词滥调、但的确是科学事实的口号：练习，练习，练习！为了培养新的、更好的习惯行为，你必须不停地、一遍又一遍地重复这些行为，直到我们的大脑发生重塑。在每天快要结束的时候对动作进行重复练习，是使得它们能够被编码储存进背侧纹状体的唯一途径。这也许会花费很多的时间和耐心，但是一旦你开始训练自己的背侧纹状体，那么它将开始为你工作而不是对抗你，我们将在第 8 章中更仔细地进行讨论。而且非常神奇的是，不论你的年龄有多大，你都有可能也有能力改变自己的大脑，并且改善自己的人生。

4.5　对第一部分的总结

截至目前我们已经了解了大脑环路是如何通过相互作用从而导致下

在每天快要结束的时候对动作进行重复练习，是使得它们能够被编码储存进背侧纹状体的唯一途径。

行的抑郁旋涡。抑郁的时候，前额叶皮层总是过多地担忧，同时负责情绪的边缘系统又过度活跃。岛叶皮层让我们对事情的感觉变糟，而且前扣带回由于更加关注消极事件而帮不上忙。更为严重的是，前额叶皮层根本无法抑制背侧纹状体和伏隔核脑区中的坏习惯。抑郁是如此难以对抗，正是因为每条环路都可以将其他环路拉入下行旋涡。

但这一切并非毫无转机，因为我们的大脑并不是一成不变的。生活的改变可以引起大脑的改变，例如你可以主动改变大脑的活性和其中的化学平衡，甚至改变某些可以导致抑郁的大脑区域和环路的连接方式。就像升级电脑一样，你不仅可以升级软件，同样也可以改善硬件。也许每次改变并不总是巨大的，但是它们会相互累加，因为每一个改变都会推动大脑进入正向的循环。

而且一旦能够对抑郁有一个更好的理解，就表明自己的正向循环已经开始形成了。理解本身就充满了力量，因为清楚地知晓当前的状况能够产生更好的控制感。理解同样能为认可和接受提供基础，但是如果你无法完全接受当前的真实处境，那么将会很难甚至根本不可能去改变它。

还好，神经科学所能提供的不仅仅是对抑郁症的理解，本书的第二部分还包括很多可以改善大脑活性和化学平衡的方法，可以促进正向循环的形成。它们包括：锻炼（见第5章）、制定决策（见第6章）、改善睡眠（见第7章）、培养成好习惯（见第8章）、生物反馈（见第9章）、感激（见第10章）、社交支持（见第11章），当然还包括寻求专业帮助（见第12章）。我们没有必要在以上所有方面都做出改变来寻求改善，任何一个方面所做出的一点点改变对其他方面都是有益的。接下来将不会涉及太多专业的内容，让我们开始吧。

创造正向循环

第 5 章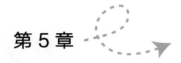

锻 炼 大 脑

几年前，我在加州大学洛杉矶分校获得了一份新工作，老板给我买了一台笔记本电脑以方便我可以随时随地办公。我还为不用专门去办公室办公兴奋了好一阵呢，因为这样就不需要每天西装革履，也不需要每天乘坐通勤车了。我以为我可以在公园里享受着鸟语花香，或者是在咖啡馆悠悠闲闲地办公，但是后来我几乎就是每天坐在我昏暗小屋里的沙发上工作而已。差不多也是那个时候，我的女朋友搬去了一个离海岸很近的地方。虽然开车时可以看到很漂亮的风景，但是同样也意味着每隔几天就要多花差不多 3 个小时在开车上。

过了几个星期，我突然觉得屁股开始疼起来，然后后背上两块肩胛骨之间的地方也开始疼了。我感觉慵懒而又无精打采，但不知道该怎么办才好。我开始觉得一坐下来就不想动，身体变得格外沉重，自己也好像衰老了很多。虽然我仍然吃得不少，但是食物已经不再那么美味了。直到几个月以后，我才明白自己当时怠惰的状态有多严重。

我就是不想去锻炼身体，也许你曾经也有过这种体会。我会在沙发锻炼并不是意味着你必须去健身房或者买一堆专业的装备外套，你只需要让你的身体开始动起来而不是一直坐着不动。

上一坐就是一天，因为我就是想一动不动地坐着而已。身体也感觉不舒服，所以我就更不想起来活动了。以前，在我每天必须去学校上班的那段日子里，我每周都会去操场上跑几次，或者去瑜伽馆里做几次练习。因为那时操场和瑜伽馆都和办公室离得很近，所以锻炼是很容易的事。但是现在每天就这么懒散地坐在沙发上，想想要去跑步或者练瑜伽就觉得实在是太麻烦了。而且随着身材走形越来越严重，我也就更没有兴趣想要练回以前的好身材了。

其实那时我已经陷入了下行旋涡之中，但自己并没有意识到。说起来有点可笑，这一切都是由一台笔记本电脑而引起的，但事情的确就是这样。事实上，一般下行旋涡几乎都是这么产生的。一个小小的改变就可能引发很多意想不到而又相互依存的结果。我们都知道锻炼对身体是有好处的，但我当时并没有意识到锻炼对于我的大脑会有多么重要。

我们的大脑并不是一个同外界没有联系的独立系统，它同我们的身体相互连接，所以我们对身体所做的每一件事都会影响大脑的神经化学过程。我们的大脑并不喜欢浪费资源，它同我们的身体是一体的，而且它想利用好我们的身体。

本书的后半部分是关于如何创造正向循环，从而使得积极的生活改变可以引起积极的大脑变化的，而且反之亦然。我们首先从锻炼身体开始讲起。而说到锻炼，我其实就是指四处走动。锻炼并不是意味着你必须去健身房或者买一堆专业的装备外套，你只需要让你的身体开始动起来而不是一直坐着不动。

享受快乐（不要单纯的"锻炼"） 当你不把锻炼单纯地认为是"锻炼"，而只是让自己活跃起来，或者是开心玩耍的话，那么你会更愿意动起来。而且这将带来更多的情绪改善的好处。如果每周花三天时间骑车去上班或者去公园里和朋友一起玩玩飞盘，你可能不觉得自己是在锻炼身体，但事实上它们仍然能够为身体增加很多活力。

锻炼身体很可能是一种最直接和最有效的形成正向循环的方法。也许这理解起来不是很容易，但是锻炼的确能够对我们的大脑产生很多类似抗抑郁药物一样的作用，甚至还能够模拟一些消遣性药物的作用。但是锻炼是一种更加自然的方式，它能够引起更多微妙的和有针对性的大脑的变化，而且锻炼所带来的益处能够远远超过一些药物。

5.1 感觉不想去锻炼？

抑郁的时候感觉不想去锻炼是非常正常的，但其实这只是你那些抑郁的大脑环路在作祟。抑郁是一种很稳定的状态，也就是说，这时你的大脑总是在按照让你保持在抑郁状态的方式在思考和行动。为了克服抑郁症，你的大脑必须摆脱这种慵懒的束缚，而且你必须这么做才行。所以我现在并不是在说你很懒惰，而是你的大脑很懒惰。但是最终，只有你自己才能做点什么。

和他人一起运动 因为社交互动不仅对抑郁是有益的（见第 11 章），而且社交的压力也有助于促进我们锻炼。问问你的朋友喜欢并且想和你一起参与哪种活动。然后你们可以雇一个教练，一起参加课程或者加入一个训练小组。和一个有责任心的同伴一起锻炼，会极大地促进自己的参与感。

5.2　锻炼如何影响你和你的大脑

我很肯定你曾经无数次地听到过锻炼对于自己是有好处的了。不过在这里我还是要再重复一遍，锻炼的确对你是有好处的，它不但对你的心脏和腰围有益，而且对你的大脑，特别是对那些使得你保持在抑郁状态的大脑环路非常有好处。锻炼几乎可以对抗由于抑郁所引起的任何的负面作用。

比如：

- **从机体水平而言**
  - 抑郁会让你觉得困倦疲惫，锻炼则会让你充满能量和活力。
  - 抑郁常常会扰乱你的睡眠模式，但是锻炼会改善你的睡眠，同时让睡眠更有利于恢复大脑的活力。
  - 抑郁会严重破坏你的食欲，所以你要么会吃得很少，要么会沉溺于吃大量的垃圾食品（事实上，经常吃大量加工类食品的人有更高的风险患上抑郁症）。[1]锻炼则会改善你的食欲，让你能够享受到更多美食的乐趣，并且拥有更好的健康。
- **从精神水平而言**
  - 抑郁让你无法集中精力和注意力，但是锻炼会让你的思维和注意力更加敏捷，从而有助于制订规划并做出决策。[2]
  - 抑郁会让你觉得沮丧，状态低迷，锻炼则会改善你的情绪，[3]并且能降低焦虑[4]和压力感[5]，从而提升我们的自尊心。
- **从社交层面而言**
  - 抑郁会使你保持在一种孤立和孤独的状态，但是锻炼能够将你带入到周围的世界中。

更为重要的是，因为以上这些益处的存在，所以锻炼会使得你更加愿意参与到其他更多的有益于抵抗抑郁发展的活动和思维过程中去。比如，锻炼会改善睡眠，从而能够减轻疼痛、改善心境并且增强活力和敏捷性。然后，疼痛的减轻会让我们更加愿意去锻炼，而且增强了锻炼的乐趣性；而且活力的增强也会让人们更加想要去锻炼。需要让大家记住的是，所有这些原因和效果在引导人们走向好转的正向循环中是相互交织和相互依存的。

5.2.1 大脑的类固醇物质

锻炼在增强我们身体肌肉的同时，也会增强我们的大脑。锻炼会促进神经生长因子，比如脑源性神经营养因子（BDNF）的释放，它就像我们大脑的类固醇激素。脑源性神经营养因子使我们的大脑更加强壮，从而能够对抗包括抑郁在内的各种疾病的影响。[6]

> **坚持锻炼一段时间**　报名参加一个健身课程，而且一定保证要去参加前三节课程。在团购网站上找找当地的瑜伽或者普拉提健身房有没有那种一个月时长的健身折扣活动。然后参加一个健身课，而且保证自己在前两周的每个周一、周三和周五都必须去上课。即使你感觉太累了、一点儿都不想活动，仍然要坚持去，停好车，走进健身房，换好健身服，拿起 2 千克的杠铃开始练就是了。如果你真的累到实在不想做任何的活动，也没关系。对你自己以及对我来说，你都已经完成了该完成的责任，你可以回家去继续在互联网上浪费时间了。

大量的研究已经表明，健身可以促进新生神经元的生长。在一项研究中，两组来自得克萨斯州的科学家观察了锻炼对于大鼠的作用。[7]这些主动选择锻炼要比强迫进行锻炼有更多的好处。

大鼠被分为三个小组，自发跑步组、强迫跑步组和对照组。那些在自发运动组的大鼠可以按照任意它们想要的速度去跑动，而强迫跑步组的大鼠必须按照某个设定的速度进行跑动，对照组的大鼠则根本没有被要求去跑步。

这项研究的结果表明，两组进行了跑步锻炼大鼠的海马脑区中都表现出更加明显的新生神经元发育。然而，自发运动组比强迫运动组的大鼠拥有更多的新生的神经元，这就说明主动选择锻炼要比强迫进行锻炼有更多的好处（我们将在第 6 章中对这种自我激励的行为进行更详细的介绍）。这些结果同样也提醒我们，虽然在健身房的跑步机上进行锻炼也许没有在公园中跑步效果好，但是肯定比什么都不做要强。而且如果真的想要形成一个正向循环，那么你一定需要从某件事开始做起，不论这件事有多小，都会比你手头正在做的其他事要强。

欣赏景色 在一个愉悦的环境中进行锻炼，不管是在郊外或者是市区，或者哪怕只是对着一幅美景的图片都会激发出锻炼的好处来。[8] 实际上，不考虑锻炼的话，即使只是身处自然环境或者是仅仅看到森林和湖泊的美景，都会对你的情绪产生很大的影响，而且能够减轻抑郁的症状。[9] 所以尝试着在公园里跑步，或者在靠近窗户、有不错视野的跑步机上锻炼吧。

而且非常重要的是，新生神经元的生长不光在大鼠中被证明是有益，在我们人类身上也同样如此（比如对你来说）。事实上，神经元的生长可以增加整个前额叶皮层中大脑灰质的含量。[10] 锻炼能够引起 BDNF 的释放，听起来是一件不错的事，但是如果我再告诉你，抗抑郁药物同样可以促进大脑特别是前额叶皮层的 BDNF 释放，你也许会觉得更神奇。[11]

锻炼本身对大脑的作用其实和抗抑郁药是非常相似的。

所以，锻炼本身对大脑的作用其实和抗抑郁药是非常相似的。

所以一旦我离开家里的沙发，开始更多地活动起来，那么我的大脑就会开始产生 BDNF，而且会逐渐变得强壮起来。我并不会直接觉察到这些变化，但是这的确触发了一系列神经活动事件的运行。不过我们需要记住，BDNF 就像是种花时需要的肥料一样，我们不能在刚刚播种的种子上撒一些肥料，然后就开始念叨"我的花怎么还不长出来啊"。这个过程是需要时间的，锻炼能够帮助创造出神经元生长的条件，但是还需要我们坚持下去，并且给它一定的时间来起作用。

5.2.2 提升 5- 羟色胺

锻炼同抗抑郁药之间的关系并不仅仅是它们都可以强化神经元的 BDNF。很多的抗抑郁药都是靶向在 5- 羟色胺系统上，并且可以提升 5-羟色胺的水平，从而增强人们的动机和意志力。目前的研究发现，锻炼同样可以激发 5- 羟色胺的活性。[12]

> **想想什么才是对自己重要的** 我们将锻炼与一个长期的目标相联系的时候，会有助于让我们的大脑忽略掉一些短暂的不适，从而让锻炼本身变成一件更加享受的事（见第 6 章）。对我自己来说，通过提醒自己我想要拥有更好的身材，会让运动变得更有乐趣。也许你锻炼是为了自己的孩子，也许是因为你重视勤奋和坚持，只有你自己才知道什么对自己来说才是最重要的。

运动可以增强 5- 羟色胺神经元的电活动频率，从而使得它们可以释放出更多的 5- 羟色胺。当更多的 5- 羟色胺被神经元释放出来后，又会有新的更多的 5- 羟色胺被继续生产合成以满足增长的需求。[13] 值得注意的是，任何形式的活动其实都能够促进 5- 羟色胺的释放，而不是只有正式的体育锻炼才行。也就是说，甚至像用吸尘器打扫卫生，照料花园等园艺活动，或者是走向一个远一点儿的停车位等，这些活动对于大脑来说都是有益的。

非常重要的一点是，5- 羟色胺和 BDNF 对于形成一个正向循环来说是非常有好处的，因为 5- 羟色胺可以刺激 BDNF 的产生，而 BDNF又可以增强 5- 羟色胺神经元的功能。[14] 所以锻炼就像是让雪球开始滚动起来，而接下来大脑的动态相互作用则会使得雪球不断地继续前进下去。

5.2.3　激发去甲肾上腺素

经常伴随抑郁产生的难以集中精力和深入思考的症状，主要是由去甲肾上腺素系统的响应缓慢导致的，这也是为什么去甲肾上腺素是继 5-羟色胺之后抗抑郁药的另一个重要的靶向神经递质。还好，锻炼同样能够增加去甲肾上腺素的量。[15] 一项在德国开展的研究中，被试者分别处于休息、悠闲散步和全速奔跑的不同状态中。结果发现，各种形式的锻炼都能够促进去甲肾上腺素的水平，而高强度锻炼的效果是最好的。所以，如果你能够促使自己开始锻炼起来的话，那么你的大脑将会证明这是非常值得的。

5.2.4　利用多巴胺来奖赏自己

多巴胺其实是一种大脑产生的内源性的甲基苯丙胺兴奋剂。我们的多巴胺环路控制着诸如快乐、决策、集中注意力等各方面的活动。它也是介导成瘾行为最主要的神经递质。所有那些成瘾类的药物都被称为

"嗨药"，像冰毒或者可卡因，都是基于增强了多巴胺的功能而起作用的。事实上，任何形式的成瘾（不光是药物成瘾，还包括喜欢冒险、沉溺于情感或者是其他任何能够让你觉得兴奋的活动）都是通过劫持大脑对某种事物的自然喜好而实现的。多巴胺系统的功能异常能够解释常常伴随抑郁而产生的缺少愉悦感的症状。不过幸运的是，也许你已经猜到了，就是锻炼也可以积极地影响多巴胺系统的功能。[16]

在奖励自己前先进行锻炼　让我们来看看现实情况吧：也许你想去看电视，也许你想吃冰激凌，也许你想在社交网站上浪费时间，这些都没有关系，但是下次在你想做这些事前，试着让它们变成某种活动的奖励，在奖励之前先开始锻炼。比如在楼梯上来回上下两次，做十个蹲起动作，或者在家附近的街区进行慢跑，都可以。反正你总归是要得到这些享受的，为何不在这些享受之前增加一点小活动呢。而且当你觉得看电视节目和吃冰激凌是自己锻炼之后所获得的奖励时，那种感觉会更加享受。

　　一些英国的科学家调查了吸烟的人在锻炼前后对于香烟的渴望程度。[17]在被限制不许吸烟 15 个小时以后，被试者被分为了两组：参加体育锻炼组和对照组。锻炼组的人需要在动感单车上以一定的强度骑行十分钟，而对照组只需要坐在那里就行了。

　　随后所有的被试者都进行了功能性磁共振成像扫描，对照组的人在看到香烟的时候，大脑表现出了一定的预期反应，具体的表现就是他们的眶额皮层出现了活性的增强，这一皮层属于腹侧前额叶皮层的一部分，并且主要参与到动机与积极性的调控中。他们同时还表现出背侧纹状体仅仅是 10 分钟的锻炼就使得他们的多巴胺环路发生了显著的改变，并且意志力也增强了。

的显著激活。以上两个脑区都被多巴胺的活性所影响。换句话说，这些人的大脑真的表现出了对于香烟的渴望，并且激活了习惯行为，从而的确实施了。

与之相反，锻炼组的人在看到香烟的时候，大脑的反应则有所不同。请记住，这两组人之间除了有 10 分钟的锻炼过程以外，其他条件是完全一样的。然而就是在完成骑行锻炼以后，锻炼组的人在以上脑区的活跃程度却有所减弱，也就是说，他们的大脑对香烟的渴望减少了。仅仅是 10 分钟的锻炼就使得他们的多巴胺环路发生了显著的改变，并且意志力也增强了。所以一边看人物杂志一边在动感单车上踩个几千米也许不能解决所有的问题，但是对于我们的大脑来说，这却要比呆呆地坐着好不知道多少倍，而且这也是创造正向循环的一种极好的开启方式。

保持锻炼计划　将锻炼的计划加进自己的任务清单和日程表，在自己完成的时候进行核对。制订计划会激活前额叶皮层，而核对清单上的任务是否完成则会促使多巴胺释放。这是一个双赢的过程。

5.2.5　跑步的乐趣

自然神经化学物质还是非法的毒品？从它们的作用上来讲，其实还挺难分得清的。锻炼可以让大脑释放出内啡肽，这是一种可以像鸦片类的吗啡和维柯丁那样作用在神经元上，并通过产生信号来减轻疼痛和缓解焦虑的神经递质。

一个德国的科学家团队使用正电子发射断层扫描（PET scan）技术研

究了锻炼之后大脑内啡肽信号的活性变化。[18] 他们发现，锻炼可以促进大脑内的内啡肽释放，而且这些变化与被试者的情绪改善是相关的。并且在一些关键的脑区，比如眶额皮层、背外侧前额叶皮层、岛叶皮层和前扣带回皮层等都表现出很强的相关性。

你也许还记得本书第一部分曾经提到，这些脑区都是前额叶边缘系统环路中的关键脑区，而且它们对抑郁有着非常重要的贡献。比如眶额皮层影响着动机和决策行为，背外侧前额叶皮层有助于制订计划和思考，岛叶皮层调控痛觉感受，前扣带回则指导注意力的集中。令人惊奇的是，所有这些脑区内的内啡肽信号都可以被锻炼增强。

内啡肽的释放水平在高强度的锻炼中是最高的。[19] 所以如果你能够促使自己完成一些困难的健身训练的话，那么你的内啡肽将会大量释放。如果你不能像跑步爱好者那样享受到大量的乐趣也没关系，满足于随便走走的乐趣也是不错的。

鸦片类并非是大脑可以模拟的唯一一种兴奋性药物。锻炼同样可以刺激激活内源性大麻素系统。[20] 也许你之前从来没有听过内源性大麻素，但它们也是大脑中自然存在的一类化学物质，它们的名字也是来自真正的大麻（cannabis、marijuana）。植物大麻中的活性成分（四氢大麻酚，tetrahydrocannabinol，或称 THC）能够激活相同的大脑系统，从而产生降低疼痛敏感度和改善愉悦感的作用。这也是为什么锻炼能够减轻疼痛并且能增强积极的感觉（也有可能会促进饥饿感）。

5.2.6 使你的压力激素平静下来

应激压力同抑郁症之间的关系就像是一条双向车道：抑郁是充满压力的，而压力又将我们推向抑郁症。是的，这又是一个异常的下行旋涡。不过锻炼也有助于对抗它。

从简单的做起　迫使自己从简单容易的事开始做起要轻松得多。试着在每天早上收完邮件后做一个俯卧撑。如果你觉得还不错而且想要尝试更多，那么就继续下去。不过如果你总是只能做一个的话，那也比什么都不做要强。

一项由日本和泰国的研究人员联合发起的研究在一组青少年抑郁女孩中检测了锻炼对于压力的影响。研究人员让这些女孩连续八周每个工作日都去参加锻炼课或者仍旧只进行她们日常的活动。研究的结果表明，锻炼可以显著减轻她们的应激激素水平（比如皮质醇和肾上腺素）和抑郁的水平，而且她们的身体健康状况和社交状况也出现了改善。[21] 以上这些例子表明了正向循环的存在：一个生活中的改变就可以产生很多看似不相关的影响。

5.2.7　增强前额叶皮层的血液流动

由于大多数的神经科学研究都是在比较锻炼前后大脑的活性差异，所以一组来自东京的研究人员想了解在锻炼的过程中大脑的活性变化。[22] 他们必须使用一种近红外光谱分析（near infrared spectroscopy）技术才能够帮助他们透过头骨看到大脑中的血流变化。当被试者在一辆动感单车上进行踩踏时（科学家们真是太喜欢动感单车了），他的腹侧前额叶皮层表现出氧饱和血流的增多，同时情绪也出现了改善，而且身体的能量水平也增加了。

进行体育锻炼的那一组人入睡要更快，而且睡眠时间也要比其他组的人长一些。

久坐相当于吸烟　换句话说，经常坐着其实是有害的。如果你在电脑前坐一整天（像我一样），那么每隔一个小时都应该起来走动走动。而且每隔20分钟就应该简单地伸展一下手臂和后背。也可以试着站着办公或者将工作的凳子换成锻炼球。平时打电话的时候也可以多走动。

5.2.8　更好的睡眠

要知道，我们人的一生中有差不多1/3的时间不是在睡觉就是在尝试睡觉，所以睡眠习惯的改变也会对生活有非常巨大的影响。

美国西北大学的研究人员将患有失眠的人分为两组，[23] 一组需要每周花4天时间进行一定强度的体育锻炼，而另一组则做其他有意思的事情，比如参加烹饪课或者是去博物馆。4个月以后，进行体育锻炼的那一组人入睡要更快，而且睡眠时间也要比其他组的人长一些。这群人同样表现出情绪的改善，更多的精力以及生活质量的总体提升。这也是锻炼有意思的地方之一。一开始的时候，你也许会觉得有点儿累，但是过了一段时间以后，你就会发现自己有更多的精力去做其他有意思的事情。

那么我们在睡眠的时候，大脑中究竟发生着什么呢？你可能已经知道，在睡着的时候你的大脑会经历一系列不同的阶段，也许你已经听过其中一个睡眠阶段的名字，那就是 REM 睡眠，也就是快速眼动睡眠的意思。在 REM 睡眠阶段，你的大脑将比在睡眠中的其他阶段都要活跃，我们将在第 7 章详细讲述。但是有一点需要大家知道，那就是抑郁患者通常表现出更多的 REM 睡眠，也就意味着他们的睡眠并没有起到很好的休息作用。[24] 抗抑郁药物可以减少 REM 睡眠，[25] 锻炼也有同样的效果。所以开始锻炼吧，你会睡得更踏实，情绪也会好转，也会更有精力，然后想要更多的锻炼，体验汗水湿透的感觉，根本停不下来。

5.3 锻炼的正向循环

所以那时的我每天坐在沙发上办公，或者经常坐在车里，忍受着身体的疼痛、老化和身材的走形。也就是在那个时候，我的室友开始为洛杉矶马拉松锻炼，而且尝试说服我和他一起参加。我当时不觉得自己有任何可能能够去跑一场马拉松，但是看到他能量满满和热情高涨的样子，的确让我认识到了自己已经陷入了下行旋涡中，所以我开始从一些小的改变做起。

吃过早餐以后，我会出去稍微走一会儿，我并没有制订详细的计划，就是走出门去，随意穿过几个街区，享受阳光照在身上的感觉。我也开始尝试走着去办公室，虽然这不是必需的。这也就意味着我要走到车里，然后再从停车场走到办公大楼，还要上几级台阶。这使得我不再处于一种孤立的状态，我离操场和瑜伽馆更近了，这增加了我真正去锻炼的可能性。最后我真的开始更有计划地去玩各种体育活动，这不光有益于我的身体健康和社交状态，而且真的非常有趣。

从一点点的锻炼开始，每一次我都会让自己动的更多一些，然后事情开始变得越来越简单了。我的大脑也开始因为那些好的神经化学物质而变得活跃起来，因为所有的那些 5- 羟色胺、多巴胺还有去甲肾上腺素促使这些改变开始发生。还有，BDNF 也在悄悄地发挥着作用。最终，我不光恢复了好胃口，而且所有的食物也变得更加美味了，我开始想要吃更加健康的食物。我开始变得不那么忧心忡忡，而且睡眠也改善了很多。我觉得自己有了更多的空闲，甚至觉得自己更年轻了。之后锻炼也开始

一旦你让事情开始运行起来，接下来它们将会持续地自我驱动。

变得更有吸引力，我慢慢地也开始萌生了去参加一场马拉松的想法。

这些改变提示了正向循环中一个非常重要的环节，那就是：一旦你让事情开始运行起来，接下来它们将会持续地自我驱动。所以，你需要做的只是几步简单的推动，然后就会惊奇地发现，大脑会自己让事情完全变得容易可行起来。虽然我以前并不喜欢长跑，但是经过几次慢跑以后，我发现自己喜欢上了这种摆脱束缚跑出去的自由感。我不需要去健身房，也不需要和其他朋友协调时间，只需要跑起来就可以了。

5.4　创造自己的正向循环

阻碍抑郁患者去锻炼的最大障碍就是他们自己不想去锻炼。这很好理解，因为想到锻炼的时候，他们的大脑中常常伴随着一些不由自主的消极想法，比如"哦，这肯定没什么用"。但这正是因为他们的大脑陷入了抑郁的旋涡中，而且不知道该如何摆脱而造成的。

制订对抗懒情的规则　与自己提前做好以下约定：只要有可能就一定要走楼梯，而且至少要走三层楼。同时对于 1.5 千米以内需要跑腿的事情统统走路去办，3 千米以内的事情则骑车去完成。与自己约定好，当自动扶梯旁有楼梯的时候就坚决不坐自动扶梯。不要在停车场里转来转去找更近的空位，就选自己看到的第一个空位。

其实并不存在完美的解决方案，存在的只是解决部分问题的方案而已。你也并不需要去做所有的事情，你所做的任何一件小事都是在正确方向上前进的一小步。你花在走路而不是懒散地坐在沙发上的每一分钟，都是向正向循环靠近的推动力。

一定要记住：虽然有时会感觉锻炼好像并没有起什么作用，但是它仍然会在我们的大脑中引起很多难以觉察到的变化。它正在修正着我们的神经环路，促进那些积极的神经递质的释放，也相应地减少压力激素的释放。所以不要再担忧自己所做的每一步努力是否很快会让自己好转起来，也不要再不停地问自己"我为什么还没有觉得好起来"，而是让自己全神贯注地投入到生活当中去。

你也许会想："我早就已经厌倦了，而且这样做真的没有什么效果。"但是对于像大脑这样的复杂系统，即使是相同的动作，也可能会在你生活中的不同时刻引发不同的反应，就像交通状况的改变——在周五的高峰时刻，道路建设工程可能会引起交通拥堵，但如果是在周六的话，同样的建设工程可能几乎不会影响交通通行。所以仅仅因为某些事在你生活中的某一刻没有起到帮助的作用，并不意味着它永远都没有用。

"但我就是不能……"这是人们在不想去锻炼时最常见的想法。"但我不能每周去三次健身房"，那么你可以一周去一次。"但是我不能参加马拉松"，那你可以只跑 1.5 千米。"但是我不能跑"，那么就去走路健身吧。一旦停止关注那些自己不能做的事，你也许会被自己所能做的事惊讶到。

你抑郁的大脑也许会告诉你放弃，它可能会告诉你锻炼是一件太痛苦的事，请谢谢它的这些观点，然后开始动起来吧。

第 6 章

设定目标，积极决策

在经典的关于登山的纪实文学《触及巅峰》中，探险家乔·辛普森和西蒙·耶茨首次尝试从西面山坡攀登位于秘鲁安第斯山脉的 Siula Grande 峰。向大家剧透一下：虽然这是一次非常困难的攀登，但是他们最终还是登顶了。然而在他们下撤的过程中，故事才刚刚开始：一场风暴来临了，他们被困住了，而且完全失去了视野，乔在混乱中跌落下去并且摔断了腿。暴风雪中只有他们两个人，而且夜幕也即将降临，前景看起来希望渺茫。他们不知道该做些什么，也不知道此时该如何下山。如果西蒙尝试背着乔一起下山，他们可能都会丧命。乔看不到自己有任何的希望，他觉得自己真的要死了。（剧透 2：其实他并没有死，因为他是本书的作者之一）。在书中所展现的这个时刻，乔解释了在野外求生中一个非常重要的方面："你要知道，你必须做出决定，即使这个决定是错误的。如果不做出决定的话，你的大脑将会陷入阻塞的状态。"

在登山的过程中，如果你已经陷入了糟糕的境地而自己也不知道出路在哪里的时候，你必须选择一个方向然后继续走下去。你所选的不一你的行为都是由你的纹状体、边缘系统还有前额叶皮层的动态相互作用所控制的，所以你的目标、习惯、恐惧还有欲望都会去竞争这些有限的大脑资源。

定要是最好的方向，因为有可能根本就不存在最好的方向。而且你肯定没有足够的信息来确保自己的选择。所以如果你选择了一条路走下去但是遇到了悬崖，那么就重新换一个方向再继续走下去。你知道为什么吗？因为在那种可怕的处境中，你不可能确保选到正确的路。但是你必须要知道的是，如果你就是坐在那里什么都不做的话，最后就只能等死了。

也许你会发现自己有时就处在这种类似的情形之中，每一个决定好像都是错的，其实那是因为你的边缘系统压制住了前额叶皮层，这是抑郁的症状之一。事实上，这也是抑郁状态如此稳固的原因之一。如果你可以变得更决断一点，那么你会活得更洒脱，而不再那么犹豫不决。但是这并没有那么容易。

做好的而不是最好的决定 当想要做出决定的时候，我们总是会倾向于关注每个选项的不利条件，这常常会让决策变得不再那么有吸引力。[1] 即使我们常常掌握了足够多的信息，但是也很难在做决定的时候变得有信心，因为世界就是这么复杂多变。但是大家要记住，去做一些不那么完美的事也要比什么都不做要好。总是追求完美而不是刚刚就好，会在决策的过程中引起腹内侧前额叶皮层中过多的情绪反应活性。[2] 与此相反，认为足够好则会激活更多的背外侧前额叶皮层区域，这会让你感觉到更多的控制感。

抑郁的问题就在于它会让你更多地使用让自己陷入
不利状态的脑区，而较少使用有助于自己好转的脑区。

制定决策包含了形成意愿和设定目标的过程，这三个过程其实是同
一个神经环路的不同部分，并且需要前额叶皮层以积极的方式参与进来，
从而可以减轻焦虑和担忧。制定决策的过程有助于克制纹状体的活性，
因为它常常会将你拉入到负面的冲动和例行行为当中。最后，决策也会
改变你对外部世界的感知，因为这是一个寻找到问题的解决方案并且让
边缘系统冷静下来的过程。

6.1 为何决策不容易

是否曾有人告诉你，犹豫不决会影响你生活的乐趣。在你为自己的
这种情况觉得恼火前，请记住：你之所以会如此犹豫不决，主要是因为
对太多的事情考虑太多。如果你只关心一件事的话，想要变得决断就会
容易很多，但是你的个性和大脑要比这种简单的情况更加复杂和微妙。
既然你的行为都是由你的纹状体、边缘系统还有前额叶皮层的动态相互
作用所控制的，所以你的目标、习惯、恐惧还有欲望都会去竞争这些有
限的大脑资源。有时这些脑区间的相互交流会进入一种僵局的状态，这
时你会很难做出决定。而有时当你陷入每个决定都难以完成的状态时，
就意味着你已经完全犹豫不决了。这会影响你的焦虑、情绪、想法以及
行为等，而且很不幸，所有这些受到影响的方面又会让犹豫不决的状态
更加严重。

那么为什么做出决策（或者难以做出决策）会对我们的生活产生如此
巨大的影响呢？当然答案就在我们的大脑之中，而且首先是从前额叶皮
层开始的。

6.2　决策需要前额叶皮层的参与

你的大脑，就像你的肌肉一样，是遵循用进废退的基础来运作的。经常使用某一个特定脑区将会增强它，而长期不用则会弱化这一脑区。抑郁的问题就在于它会让你更多地使用让自己陷入不利状态的脑区，而较少使用有助于自己好转的脑区。做出决策是开始一个正向循环的最佳方式，因为它需要有助于改善我们状态的环路参与进来。有意的、以目标为驱使的决策过程需要使用到前额叶皮层，特别是腹内侧前额叶皮层，[3]因为它有助于让前额叶边缘环路的功能异常重新恢复平衡。

在正确的方向上迈出第一步　荀子曾经说："不积跬步，无以至千里。"对于大脑来说也是这样。也许你在头脑中已经做好了自己的决定，但是如果不按照计划和既定方向迈出下一步的话，那么决策的过程将不能算完全完成。相反，去超市买东西或者完成自己的工作报告可能就像一段非常困难的旅程，但是你需要做的其实就是在实现目标的方向上迈出很小的第一步。将自己想要在超市里买的某件东西写下来，或者从找自己的车钥匙开始。没有行动的决策永远只能停留在想法层面，而且尽管想法也是有用的，但是它们并不足够影响你的大脑。而一个被执行的决策就完全不同了，它是开启一个正向循环的最有效方式。

总体来说，前额叶皮层就是负责目标驱使的行为（goal-directed behavior）。这也意味着它会决定要去实现怎样的目标以及如何去实现这些目标，而实现目标的第一步就是要制定决策。一旦做出了决定，前额叶皮层就会组织你的各种行动去实现这一目标。它会通过更好地调动和当你确定了一个目标的时候，前额叶皮层会改变大脑其他区域对于外部世界的感知。

利用大脑的各种有效资源来完成这一过程。

6.3　决策让注意力集中感知力增强

在我们生活的复杂世界中，总是充斥着很多不相关的信息（比如广告、噪声、你胃部的感觉，以及天气等各种东西）。当我们需要制定决策的时候，前额叶皮层会帮助我们忽略掉各种不相关的干扰信息，并且集中注意力在目标的实现上。

我们可能都听过一种观点就是：我们仅仅使用了自己大脑的 1/10……其实这是一个巨大的谎言。每个人都在使用他的整个大脑，但是当你的大脑在处理太多不相关的事物时，它将没有能力去处理那些对你来说最重要的事物。不过还好，制定决策所带来的最重要的好处就是：它有助于重塑你大脑的感知，并且可以引导大脑关注于那些最重要的事物——就像搜索引擎会将你的搜索结果按照重要程度进行排序一样，因为如果那些最重要的信息都被列在检索结果的 25 页以后，那么你肯定不会去看它们了。

当你确定了一个目标的时候，前额叶皮层会改变大脑其他区域对于外部世界的感知，这么说可能听上去印象并不深刻。那就换个说法吧，当你确定了一个目标的时候，前额叶皮层将会影响你看到、闻到以及听到这个世界的方式。因为前额叶皮层制定决策的过程是一种更加高级的任务处理过程，所以它会影响较为低级的感觉信息处理。

你所拥有的每一种感觉都是由特定的感觉皮层（sensory cortex）来负责的。我们每个人都拥有视觉皮层、听觉皮层等不同的皮层。这些较为低级的感觉皮层处于自上而下的控制之中，前额叶皮层能够告诉相对低级的皮层该注意什么以及该忽略什么。就像警察局长会命令下边各个部门："不要再继续发超速罚单了，把精力放在抓毒贩上。"如果你能够将很多问题看上去好像没有办法解决，但其实解决方法就在那里，你只是没有看到它们而已，因为你被其他太多不相关的信息和细节干扰了。

大脑的资源放在寻找某个特定的东西上时，那么你将更有可能找到它。

当你在当前的处境中，很多问题看上去好像没有办法解决，但其实解决方法就在那里，你只是没有看到它们而已，因为你被其他太多不相关的信息和细节干扰了。大脑自上而下的控制过程会抑制低等级的皮层对不相关信息的反应，从而增强对重要信息的响应速度和反应能力。[4] 比如，找车钥匙的时候，你的视觉皮层反应活性将会得到增强。也许这个比喻听上去不是很吸引人，但这就像某些新款照相机上的人脸自动识别功能一样。一旦有人脸进入到图像中，相机会马上用一个小框锁定并自动聚焦在这个人脸上。想象一下这样的情景，你能够对任何事情都实现这一功能，例如当你需要车钥匙的时候，视野里会有一个小框自动出现并锁定在你的车钥匙上。或者当你正在寻找可以增强自己同伴之间关系的方法时，头脑中马上就有一个方案跳出来告诉你该怎么做。其实一旦我们做出决定并且形成了要解决某个特定问题的意愿，我们的大脑也会按照类似的方式提醒我们潜在的解决方案有哪些。

找到对自己来说重要的东西　为了能够减少生活中太多不相关的细节，你应该更多地关注对你真正有用的事情。很多研究表明：关注于自己价值观所在的地方会有助于减轻大脑的应激反应。[5] 所以想想那些生活中曾经最快乐的时光吧，当时自己在做什么？而且有哪些因素促成了自己的快乐？哪些活动会让自己感觉到最满足？哪些成就是最让自己感到骄傲的？你最希望自己的同事或者朋友在形容你的时候，会指出你的哪些优点？

主动积极地去追求某个目标，而非仅仅依靠冲动或者习惯行为，会产生更强的回报和奖励感。

有一项聪明的研究非常完美地展示了自上而下的控制是怎么回事，实验中被试者被阶段性地要求去指向某个杯子，握住某个杯子，或者什么也不做。（的确，这都是非常简单的目标，但是我们也应该从简单的目标做起。）在被告知接下来要做什么动作但是还没有做出这一动作之前，被试者还会看到一些圆圈的图像，而他们的任务是找到与其他圆圈不同的那一个。有时这个不同的圆圈会更亮一点儿，有时又会比其他圆圈小一点儿。非常神奇的是，当被试者表现出要指向杯子或者抓住杯子的意图时，他们分辨圆圈图像的方式会发生改变。准备指向杯子时，对他们来说发现那些亮一点儿的圆圈就会更容易；而当他们准备做出抓住杯子的动作时，则会更容易地发现那些小一点儿的圆圈。有意图的动作会让被试者的反应时间以及他们大脑视觉皮层的电活动产生变化。[6] 而当被试者被要求什么动作都不做时（此时不存在指向或者抓住杯子的动作意图），他们的视觉皮层对两种不同类型圆圈的反应几乎是相同的。这项研究也许看上去有点儿奇怪，但是它的确证明了做出决策以后，我们大脑对外界世界的感知过程也会随之改变。

当然，改变大脑对于外界环境的感知并不能解决所有的问题。想象一下，你正尝试着在黑暗中寻找自己的车钥匙，这时候打开灯并不会马上就让你找到它们，虽然或许它们就在你昨天穿过的那条裤子口袋里，或者可能就在沙发垫下边。但是打开灯光以后肯定会增加自己找到它们的机会。所以做出决策，哪怕是很小的决策，也将有助于在改善自己人生的道路上投射出些许光亮。

抑郁症的一个最大问题就是在一段时间内，感觉任何事都是无趣的。因为我们前额叶边缘系统的交流出现了障碍，我们不能将目前的行动和未来产生的快乐联系起来。

6.4 决策会增加愉悦感

我们总会有这样的印象：当好事发生在我们身上的时候，我们肯定会很高兴。但是事实并非如此，我们感到最快乐的时候，其实是我们决定去追求某个特定的目标并且最终实现它的时候。抑郁症的一个最大问题就是在一段时间内，感觉任何事都是无趣的。因为我们前额叶边缘系统的交流出现了障碍，我们不能将目前的行动和未来产生的快乐联系起来。所以，那些不能马上带给我们愉悦感的行为都变得困难起来。

主动积极地去追求某个目标，而非仅仅依靠冲动或者习惯行为，会产生更强的回报和奖励感。比如，在一项研究中，大鼠接受可卡因注射的过程会和其他行为配对起来。大鼠 A 可以通过按压杠杆来获得可卡因，而大鼠 B 只需要等着大鼠 A 去按动杠杆就可以得到。所以这些大鼠都会在相同的时间获得相同的可卡因注射，但是大鼠 A 必须主动按动杠杆，而大鼠 B 不需要去做任何事。[7] 也许结果你已经猜到了：大鼠 A 会在伏隔核中释放出更多的多巴胺来。所以确定了某个目标然后积极地去实现它，将会比某些好事随机发生在自己身上能够带来更强的回报感。当然，给大鼠提供可卡因也许并不是最令人振奋的例子，但是同样的过程可以应用到其他事情上的。如果你决定自己去买曲奇饼干，那么这将会比其他人直接给你一些饼干更有乐趣。如果你打算去找一份工作，那么这也会比有人出其不意地给你提供一份工作更有成就感。如果你决定起床了，这会比一直躺着直到必须上厕所的时候再起来，能产生更加积极的效果。

为自己想要的事做决定，但不要反对自己不希望的事　如果将注意力集中在潜在的负面结果上，会让决策变得更加困难。[8] 积极主动地去选择一个自己想要追求的特定目标，而不要将制定决策建立在避免自己不希望发生的事上，一定要让自己至少有一段时间关注于积极的方面。比如，不要对自己说"我不想要一份糟糕的工作"，而要告诉自己"我要做一份很棒的工作"。这种积极的想法会更有效地影响我们的行为。[9]

在另一项以人为对象的研究中，参与者们玩起了赌博游戏。在研究的某次测试中，被试者必须自主选择下注的大小，而在其他测试中，都是由电脑替他们下注。所以在大多数测试中，被试者的大脑在赢钱的时候都表现出某种可以预知的反应，而且这一反应与由谁决定下注无关——除了自己做决定的那次。当被试者自己决定下注的大小时，他们的大脑会在前扣带回、岛叶、纹状体以及海马中都表现出更强的反应活性。这些脑区的活性说明：替自己做决定通常意味着获胜会更有重要性，自己会有更多的情感投入，更有可能发生行为的改变，以及会形成更强的记忆。[10]

另一项功能性磁共振成像的研究中，被试者进行了另外一种不同的赌博游戏。在游戏中的某一次，会要求被试者给一些电脑控制的气球鼓气。[11] 随着气球被吹得越来越大，被撑破的可能性也随之变大。被试者可以选择让气球吹得尽可能大，从而赢取更多的钱。但是，在研究的其余游戏环节中，被试者不再自己做出选择，而是由电脑替他们做出决定。当被试者自主做出选择时，他们在背侧前扣带回、岛叶以及伏隔核中都表现出更强的反应活性。主动选择的行为会引发注意环路产生变化，我们不仅会选择自己喜欢的东西，也更喜欢自己所选择的东西。

也会使得被试者对行为的感知发生变化，并且会增强奖励性质的多巴胺活性。

最后还有一项研究值得一提。这是一个关于选择的经典测试，哈佛大学的一组研究人员让被试者对一系列油画按照自己的喜好进行排序。[12]被试者首先被要求在呈现给他们的两幅油画中选择出想要挂在自己家中的一幅，然后他们被要求重新对这些油画进行排序。在主动选择愿意挂在自己家中的那幅画以后，这些油画在偏好排序中的位置会变得更加靠前，而主动拒绝某幅油画则会使其在偏好排序中的排名出现下降。即使在被试者是健忘症患者而且并不记得自己曾经选过什么油画的情况下，这一现象依然存在。所以非常简单的选择行为也比有意识的记忆所产生的影响要深刻。也就是说，我们不仅会选择自己喜欢的东西，也更喜欢自己所选择的东西。

6.5 设定目标来刺激多巴胺

人们在朝着认为自己一定能够实现的长远和有意义的目标而努力的时候，他们的状态是最好的，比如当你在追求某个学位或者想要获得工作升迁的时候。这不仅是因为当你最终实现这一长远目标后多巴胺会大量释放，而且是因为你做出每一步努力，让自己离实现目标更进一步的过程中都会引起多巴胺的释放。拥有明确的目标还能够让前额叶皮层更加高效地组织你的行为。而且更为重要的是，最终实现目标对于快乐的产生来说，反而没有在一开始的时候设定目标那么重要。[13]

很可惜，抑郁患者会倾向于设定一些非常模糊的目标，从而会让追求目标的过程和最终实现目标变得困难起来。[14]举个例子，一个模糊的目标很不明确的时候，对于大脑来说，就会非常难以确定你是否真的实现了这些目标，甚至有可能难以确定你是否真的朝这些目标努力过。

目标可能会是"花更多的时间和我的孩子在一起"，然而"每周日和我的孩子一起玩下棋游戏"才是更加明确的目标。目标很不明确的时候，对于大脑来说，就会非常难以确定你是否真的实现了这些目标，甚至有可能难以确定你是否真的朝这些目标努力过。这种情况不光意味着多巴胺释放的减少，而且感受不到对目标的追求过程，将会对我们的积极性产生极大的影响。

更重要的是，如果你自己也不确定是否能够实现这些目标的话，会导致更多绝望感的产生。[15] 因此，至少有几个确信自己可以实现的目标就显得非常重要了。设定一些特定的、有意义的而且可以实现的长期目标，将能够成为逆转抑郁进程的非常有效的手段。

确立特定的长期目标 先想想自己的价值观，以及什么东西对自己才是重要的。至少写下一到两个自己能够实现而且对自己很重要的特定目标。对于特定的目标，必须要有非常明确的成功的标准，这样在今后你才能清楚地知道自己是否实现了它。那些在清单上列出来的目标是否能够鼓舞自己和激励自己呢？如果不能的话，就再认真地想一些不同的目标出来。

假如你已经有了一些特定的有意义的目标，你会相信自己一定可以实现它们吗？如果不能的话，试着将它们分成更小的、自己认为能够实现的目标吧。比如，如果你认为找到一份工作的目标看起来过于困难的话，那么可以试着设定一些更小的目标，比如每周发出两份简历或者每天花 10 分钟在网上找工作。

6.6　决策既可以无视也可以利用习惯

就像我们在第 4 章中曾经提到的，你的大多数行为通常都是由习惯或者是冲动行为所驱使的。大部分时候，你的大脑基本上都处于被背侧纹状体或者伏隔核所引导的自动驾驶的状态。而想要越过这些程序性的习惯或者抑制某种冲动行为的唯一方法，就是通过前额叶皮层来做出决策。

很重要的一点是，内侧前额叶皮层会投射到背侧纹状体，而且眶额皮层会投射到伏隔核。[16] 也许听上去有点儿莫名其妙，但是这的确意味前额叶皮层有能力去调节你的习惯和冲动行为。这也就意味着你可以对自己的生活有更多的控制，而不仅仅是被以前的经验和当前的环境所控制。

除了利用前额叶皮层来抑制不良习惯，我们还可以利用它来刺激一些好习惯的形成（我们将在第 8 章中进一步解释）。假如你想要形成一些好的习惯，但是这些习惯还处于不稳定的状态，这说明它们在背侧纹状体中还没有真正建立起有效的神经连接，并且处于等着被触发的状态。令人欣慰的是，前额叶皮层能够触发这些好习惯的形成，并且强化它们的神经编码连接。所以处于自动驾驶状态而且让背侧纹状体中的习惯行为来控制自己也没什么不好，但是前提条件是要确保我们是在朝着正确的方向运行。

6.7　决策会形成控制感

你也许没法做出所有正确的决定，但它们都属于你自己的决定。哺乳动物的大脑在自己对整个状况有更多的掌控时，会比没有把握时要工作得更好。犹豫不决之所以属于下行旋涡的一部分，就是因为它会增强我们的失控感。

关于这一方面最好的例子来自一些对不可控压力的研究实验。在一项研究中，大鼠们被成对地放在一起，并且被给予一些小的、随机的尾部电击。[17] 它们的尾部通过电线相连，所以它们经历的电击是完全一样的。当电击开始的时候，A 大鼠可以通过转动一个轮子来终止它们所遭受的电击，B 大鼠同样有一个轮子，但是这个轮子不与任何物质相连，所以它只能等待大鼠 A 来终止电击。有趣的是，虽然两只大鼠接收到的是完全一样的随机电击，即电击的起始时间和持续时间完全一样，但是在实验结束以后，A 大鼠却表现得像没事儿一样，B 大鼠却产生出了抑郁症状。而且 B 大鼠，也就是不能控制电击的那只大鼠，在前额叶中表现出更低的多巴胺和去甲肾上腺素水平，而且脑干中的 5- 羟色胺水平也更低。也就是说，如果你对当前处境有更多的控制感，就会更显著降低自己的压力水平。

一群英国的研究人员利用人的功能性磁共振成像实验完成了一项在大鼠上进行的类似实验。被试者的手上被连上电极以接受随机电击。在有些实验中，被试者可以通过按动某个按钮来终止电击，但是在另一部分实验中，电击是否终止则是由电脑来控制的。对电击的控制能够减轻大脑疼痛环路中的总体活性，[18] 而且会增强背侧前额叶皮层以及前扣带回皮层的反应活性。非常有意思的是，当被试者的前额叶皮层有更强的反应活性时，他们所经历的疼痛感就越轻。这也就意味着通过决策来增强前额叶皮层的反应活性，看上去会是一个好点子。

你甚至不需要通过直接控制那些让你产生压力的原因来获得决策所带来的好处，事实上，你只要能掌控一部分事情，就可以利用由此带来实际的控制行为并不重要，重要的是能够感觉到控制。

的好处。比如，当大鼠们被暴露在不可控的应激压力中时，如果它们有机会选择在一个跑轮上进行跑步锻炼的话，那么它们将不会遭受到压力所引起的负面后果。[19] 有趣的是，如果它们是被强迫去锻炼跑步的话，就不会产生同样的效果了，因为在自己没有做出选择的情况下，锻炼就成了一种压力。[20] 很明显，锻炼本身其实是很重要的，就像我们在上一章中提到的，但是决定要锻炼，同样是形成正向循环的一种非常有效的方式。

这里要强调的是，实际的控制行为并不重要，重要的是能够感觉到控制。做出决策有时并不会增加你对某种状况的实际控制，但是它会增强你的控制感。而且随着你的控制感的增加，你的自信心也会增强，你的情绪以及进一步做出决策的能力都会得到提升。

6.8　决策可以减轻担忧和焦虑

正如我在第 2 章中提到的，担忧和焦虑是由不确定性和可能性所引起的。当你的前额叶皮层需要在很多可能的情况中进行选择时，就会大大增加引发焦虑和担忧的风险。当你决定了接下来要走的路和方向以后，前额叶皮层需要去优化的变量总数也随之减少了。

决策，简单来说就是形成了朝某个特定方向继续行进下去的打算。但并不意味着我们必须一直按照这个既定的方向走下去。想象一下，当你处在某个荒野之中，就像我们在本章开始时提到的两个登山者所面对的状态，而且你也来到了一个岔路口。你可以一直思考究竟该选择哪一条路，或者你也可以挑一条路就这么走下去。也许你最终发现自己选的路是错的，而且如果真是这样，那你又必须回到刚开始的岔路口。因为重新回到开始的地方，你也许会想之前的一切努力都白费了，但其实并非如此。选择一条路走下去，然后又必须做出改变，和完全坐在那里什么都不做是完全不一样的情形。即使一开始的选择可能是错的，但是你仍然是自己生活的掌控者。

有一项在职业决策困难人群中进行的调查研究也证实了这一点。这项研究中的每个人都在职业生涯道路的选择上存在困难。研究人员将这些人分为了两组，一组通过学习一些手册来帮助自己认识到负面想法的存在，而另一组人则研究了他们所感兴趣的职业。这两种干预手段都减轻了他们的负面想法和焦虑，同时增强了他们的决策能力。[21]

这项研究表明，通过减少对负面结果的关注将有助于改善决策困难，这项研究还说明，随便选一条路先走下去也有类似的改善作用。研究中的第二组被试者并不是必须要选择他们打算干一辈子的职业。他们仅仅是在要做决定的方向向前走了一小步，就减少了今后很多不必要的选项，同时也减轻了自己的焦虑。

6.9 决策有助于做出更多的决定

在大学生涯的尾声，我曾经为了决定今后要干什么而痛苦不堪。然后这种决策困难的状态开始潜藏起来并继续影响着我，很快我就在决定暑假想要干什么时也犯了难，后来甚至在决定周末要干什么时也变得困难了。

当你被这种类似瘫痪的状态困住以后，很多事都好像变得失控了。不过也没什么好担心的，因为毕竟不是要从做很大的决定开始。你可以从一些小的决定开始做起。你可以选一选午餐要吃什么，或者决定看什么电视节目。研究表明，生活中某一方面的决策困难状态能够引起其他

每次当我们用清晰的决定替代拖延、担忧和冲动的
行为时，你的决策环路都在未来变得更加强大。

方面同样产生决策困难。[22] 所以先随意挑一件事做个决定，而不要问太
多为什么。

　　当我们锻炼肌肉的时候，它会变得更加强壮，所以会让后续的锻炼
变得更加容易。类似地，每次当我们用清晰的决定替代拖延、担忧和冲
动的行为时，你的决策环路都在未来变得更加强大。当然，你在跑了 5
英里[⊖]以后，肌肉已经变得疲惫不堪，这时候想要跑第 6 英里要比一开
始难多了。做决定的时候也存在类似的情况，当你一次要做太多决定的
时候，你的决策环路也会变得疲惫，然后大脑会重新陷入无法决策或者
更加冲动的非理性状态。但是没有关系，就像锻炼一样，你其实是在为
将来而锻炼你的大脑，当下一次你需要做决定的时候，这第 6 英里就变
得更加容易了——这时你也为正向循环的产生创造好了条件。

　　⊖　1 英里≈1.6 千米。——译者注

第 7 章

让大脑休息一下

　　我大学一年级的暑假里在一个研究睡眠的实验室工作，我们将这个实验室称为睡眠大本营。很多年轻人在实验室里要连续待上三个星期，然后我们就在各种严格控制的条件下研究他们的睡眠模式、激素水平以及大脑的电波。

　　虽然这是一项非常有意思的暑期工作，但是说实话，它一点儿也不轻松，最大的讽刺就是研究睡眠的时候自己反而没有太多时间睡觉。这个实验室必须保证 24 小时连续运转，我的工作时间是从凌晨 3 点半一直到第二天中午。因为新英格兰夏天的太阳每天晚上 9 点以后才落，所以我只能在八点半的时候开始准备睡觉，这样我每天的睡眠时间就只有 6 个小时。很不幸的是，由于我已经开始学习有关睡眠的神经科学，所以我很快就充分意识到了这种不充足的睡眠方式的所带来的危害性。

　　为什么我要重新提到这件事呢？因为糟糕的睡眠是抑郁症最常见的症状之一，同时它也是导致抑郁并且让病人深陷抑郁的最重要原因之一。而且这里所说的糟糕睡眠，并不仅仅是指睡眠时间太少，同样还包括睡眠质量的低下。从精神层面来说，糟糕的睡眠会恶化你的情绪，降低你的疼痛阈值，并且影响学习与记忆功能，同时，它还会造成你的注意力集中能力的下降而且让你更加冲动。从身体层面来说，它会让你的血压升高，压力水平也升高，而且会破坏免疫系统。糟糕的睡眠甚至还会导致体重的增加。

糟糕的睡眠对大脑同样也会造成很多负面的影响，特别是对于前额叶皮层和海马。同时它还会扰乱 5- 羟色胺、多巴胺和去甲肾上腺素系统的功能。不过还好，最近的一些大型研究已经表明，想要显著改善睡眠的质量是有可能的，而且这样能够非常明显地减轻抑郁症状，甚至在抑郁刚出现的时候完全阻止它的形成。

想要改善自己睡眠质量的关键可以归结为两个主要的因素：处理好自己的焦虑和压力，以及改善自己的睡眠卫生（sleep hygiene）。什么是睡眠卫生呢？下边我们就来看看。

7.1　什么是睡眠卫生

睡眠卫生是由你自己的行为以及睡眠前所处的或者可以潜在影响睡眠的环境所组成的综合体，它既包括你拥有或者缺乏的固定睡眠习惯，同时也包括你卧室中的噪声和光线水平。它还包括你开始睡眠和起床醒来的时间，以及你在白天所接收到阳光和锻炼的总量。大多数的睡眠问题都是因为糟糕的睡眠卫生而产生了恶化，而且有些问题完全就是因为睡眠卫生太差而引起的。

好的睡眠卫生就像牙齿卫生一样。如果你好好照顾自己的牙齿，那从身体层面来说，糟糕的睡眠会让你的血压升高，压力水平也升高，而且会破坏免疫系统。糟糕的睡眠甚至还会导致体重的增加。

么你很可能不会得蛀牙，但这也不是百分之百的。有些人每天会用牙刷和牙线清理三次牙齿，但是仍然会有蛀牙产生；而还有些人几乎从来都不刷牙，但是牙齿还是好好的。不过即便存在这样的个体差异，有一点是非常肯定的，那就是如果牙齿卫生非常糟糕的话，你的牙齿肯定会出问题。对于睡眠来说也是这样。而且，你的睡眠需求是随着自己的一生不断变化的：你不能因为自己在大学的时候常常通宵而没什么问题，就以为现在你的大脑仍然能够受得了完全不足的睡眠。如果你的睡眠出现任何问题，大多数都可以通过改善睡眠卫生而得到解决。

7.2 睡眠的神经科学基础

睡眠这个词其实是一个总称（绝没有双关的意思），它包含了各种不同形式的睡眠。所有的这些睡眠形式组合在一起就形成了睡眠结构（sleep architecture），这是理解睡眠的第一步。关于睡眠的故事还有另一个重要的部分，尽管它其实和睡觉没有太大的关系，它就是我们大脑的内部时钟，也被称为昼夜节律（circadian rhythms），它按照日夜的循环控制着很多激素和神经递质的释放。如果你能够理解睡眠结构和昼夜节律的话，那么你将会非常好地理解睡眠究竟是如何影响我们大脑的。

7.2.1 睡眠结构

大多数人也许都会认为睡眠是对时间的巨大浪费，因为睡着的时候大脑基本上什么都干不了。但实际上，睡眠有着能够被清醒时的生活所影响的复杂结构。而且在一个出色的正向循环中，我们的睡眠质量也会影响生活质量。

正如我在第 5 章中提到的，你的大脑在睡眠时会经历几个不同的阶段。在你刚开始打盹的时候，大脑进入了第一阶段，这时是非常轻的睡眠状态，你大脑的脑电波也开始放缓了。很有意思的是，由于第一阶段的睡眠太轻了，很多有睡眠问题的人常常在进入第一阶段的睡眠后就会醒来，而且他们根本没有意识到自己刚刚睡着了。[1]这种以为自己全程都保持清醒地躺在那里的错觉常常让他们非常痛苦。

在经过 5~10 分钟的第一阶段睡眠之后，你的大脑会进入更深的第二阶段，然后差不多再经过一个小时，它又会进入更深的第三阶段和第四阶段。在最后这两个阶段中，大脑的电活动会出现非常显著的减缓。由于这种显著的电活动减慢，第三阶段和第四阶段的睡眠也被称为慢波睡眠（slow wave sleep）。

经过慢波睡眠之后大脑会进入快速眼动睡眠（REM）阶段，这时你的大脑会变得非常活跃。正如我在第 5 章中所说的，抑郁患者通常会表现出 REM 睡眠总量的增多，[2]而且他们在慢波睡眠中所花的时间也更少，这也意味着他们的睡眠并不能起到很好的休息作用。抗抑郁药的一个作用就是可以减少 REM 睡眠。[3]

一个完整的睡眠循环（换句话说，也就是完整地经历了所有的睡眠阶段）大约需要 90 分钟。然后它会从第一阶段重新开始。你的大脑会依次完成所有的睡眠阶段，就像一个难度依次递进的电脑游戏一样：它包含从第一阶段到第二阶段、到第三阶段、到第四阶段，再到 REM 的过程。如果你在第四阶段的时候醒过来，那么你又会从第一阶段重新开始。所以如果你不能保证持续的睡眠，那么正常的睡眠进程将会被打乱，而且睡眠恢复精力的效果也会大打折扣。非常有意思的是，如果你在第一阶段就醒过来的话，你会感觉比在其他阶段醒过来得到了更好的休息。你可以通过使用脑电波闹钟或者类似的 APP 应用让自己在睡眠的第一阶段就醒过来（你可以上网搜搜看）。但事实上，如果你每天都是在同一时间醒过来的话，那么你的大脑会自然地醒来。

7.2.2　昼夜节律

你的睡眠质量同样会被昼夜的化学物质波动，也就是昼夜节律所影响，昼夜节律主要由下丘脑控制，而且调控着很多生理过程，包括：饥饿、身体的警戒状态以及体温等。昼夜节律还会引起各种不同神经激素的昼夜波动，主要包括雄性激素（睾酮）、皮质醇，还有褪黑激素。

如果你生活在一个完全黑暗的环境中，你的大脑仍然可以按照 24 小时的自然节律产生波动。然而在日常生活中，昼夜节律并非是按照 24 小时的周期来持续运行的，它们其实是和白天的太阳光或者明亮的光照保持同步的。那些将你的眼球与下丘脑相互连接的神经元会在每天重置你的节律时钟。

在太阳落山后要避免接触强光　当然，你并不需要因此就完全在黑暗中活动，但是在临近睡觉时，还是把房间里大部分的灯都关掉吧。把电脑显示器的亮度调暗一些，或者最好不要再看任何亮着的屏幕。准备睡觉的时候，保证你的卧室最好是完全黑暗的状态。如果你的卧室里有一些带有 LED 灯泡的电器的话，它们所产生的灯光将足以干扰你的睡眠，所以最好把它们挪到其他房间或者把 LED 灯盖起来。

当你的睡眠安排和你的昼夜节律相一致的时候，睡眠的质量将会是最高的。但是很不幸，现代社会中有很多生活方式可以打破这种和谐。第一种就是在错误的时间看到明亮的灯光。日落以后，你的昼夜节律会告诉大脑现在是晚上，是时候准备睡觉了。但是如果你开着很亮的灯，你的大脑会认为你仍然处在白天（毕竟在灯泡被发明以前，我们人类已经进化了相当长的时间），而且你的昼夜节律也会因此发生偏移。很多光源都会造成节律周期的偏移，包括台灯、电视屏幕、电脑，甚至是你的苹果手机。

第二种可以破坏昼夜节律和谐性的方式就是你的睡眠时间改变。你的大脑期待着在节律时钟的某个特定时间点可以入睡。下丘脑通过刺激被称为褪黑激素的神经递质释放来告诉其他大脑区域，现在是入睡的时间了（请大家不要把褪黑激素和皮肤中黑色素搞混了，黑色素是影响皮肤颜色的）。褪黑激素让你的大脑开始为睡眠做准备，就像利用慢跑来对肌肉进行热身，能让身体为后续的高强度锻炼做好准备（或者就像咖啡能让你做好准备应对所有的任务一样）。改变了平常的睡眠时间后，你的大脑将没有办法很好地为睡眠做准备。你也许仍然睡了充足的时间，但是睡眠的质量其实下降了。而且，你其实没法像设定闹钟一样去设定自己的大脑时钟。你的大脑像一只小狗一样，它必须接受多次的重复训练。稍微改变下睡眠时间或者偶尔熬个夜倒也没什么大不了的，但是一定要有一个明确的时间规定作为自己的睡觉时间，而且最好在周末的时候也能够坚持。

7.3　睡眠如何影响你

虽然经过差不多一个世纪的现代睡眠研究，但是睡眠的确切目的对

> 睡眠可以改善我们清醒生活中很多方面，它能够提
> 升情绪、减轻压力、增强记忆力并且能减缓疼痛。同时
> 睡眠还有助于集中注意力，让你更清晰地思考，改善你
> 的决策能力。

于我们来说仍然有些神秘。但我们非常明确地知道，如果你没有得到足够质量睡眠的话，对身体肯定是有害的，而改善自己的睡眠质量将会带来很多非常有益的好处。

睡眠可以改善我们清醒生活中很多方面，它能够提升情绪、减轻压力、增强记忆力并且能减缓疼痛。同时睡眠还有助于集中注意力，让你更清晰地思考，改善你的决策能力。高质量睡眠所带来的好处甚至能够影响到你的整体健康。低质量的睡眠对你的体重、心脏甚至免疫系统都有伤害。[4] 紊乱的睡眠同样还会增加酗酒或者是嗑药的风险。[5] 因此，如果你的抑郁状态还伴随着一定的健康和成瘾问题，那么改善睡眠将会是形成正向循环的良好开端。

7.4 睡眠如何影响你的大脑

那么睡眠究竟如何引起如此众多的生活改变呢？因为我们大脑的整体电活动和化学物质活动都会被睡眠所影响。

7.4.1 睡眠和清晰的思考

许多抑郁患者都存在无法清晰思考以及做出决策的问题，而且这些症状会随着睡眠问题而出现恶化。[6] 经过一晚上糟糕的睡眠，人们往往会表现出思维迟钝和接受新信息变慢的倾向。糟糕的睡觉还会导致注意力缺陷。不过好消息是，改善睡眠将会让你重新变得思维活跃而且注意力

集中，[7] 这很有可能是前额叶皮层的功能改善引起的。比如，一项功能性磁共振成像研究检查了人们在思考时的大脑活性，然后发现失眠的人在背内侧和腹外侧前额叶皮层中均表现出活性的降低。[8] 这些失眠患者并没有接受药物治疗，而是采用了本章中所推荐的一些建议，然后他们的睡眠质量就得到了极大的改善，也让他们的前额叶皮层活性重新恢复到了正常水平。所以如果你能够改善自己的睡眠，那么你的思维和决策能力都会有所改善。

7.4.2　减轻前额叶皮层的担忧

你是否曾经在半夜醒来然后再也无法入睡？这是抑郁中最常见的现象之一。这些半夜醒来的行为就是在慢波睡眠的过程中，前额叶皮层和前扣带回皮层的活性上升而导致的，而这时大脑本来应该处于放松状态才对。[9] 这些脑区的活性上调很有可能同制订计划以及担忧有关，而现在人们已经知道这两种心理活动可以引起睡眠问题。[10] 所以如果能在睡前做一些有助于减少规划和担忧的努力，将对改善睡眠起到非常大的帮助。

将自己的忧虑写下来　我们前边已经提到，担忧会扰乱睡眠，因为它会激活前额叶皮层，而制订规划也会扰乱睡眠。如果你在准备睡觉的时候出现担忧和制订规划的心理活动，那么请将这些想法写下来。将这些想法从你的脑袋里移到纸上，然后尽快结束这些想法。

7.4.3　改善前额叶 – 边缘系统的交流

失眠和抑郁就像是一条双向车道：如果你有失眠的问题，那么你很可能会发展出抑郁，反之亦然。[11] 失眠和抑郁之间的相互联系可能是由很多原因引起的，但是其中一个重要的诱因就是睡眠时前额叶皮层和边缘系统之间的相互交流。

正如我在第 1 章中曾提到的，抑郁症其实是因为前额叶 – 边缘系统间的交流出现了障碍，你也许还记得，海马是边缘系统的一个重要组成部分。睡眠时，海马会和前额叶皮层间通过发放前额叶皮层可以响应的一簇簇交流信号进行交谈。[12] 因此，睡眠对于前额叶 – 边缘系统的正常交流是非常重要的，这也是为什么扰乱睡眠会有如此大的伤害，也是为什么改善睡眠会是产生正向循环的重要手段。

7.4.4　增强学习和记忆能力

对于形成新记忆非常重要的海马来说，只有在经过一场充足的睡眠后，它才能够正常地工作。[13] 相似地，背外侧前额叶皮层对学习能力的贡献也会被低质量的睡眠所破坏。

也就是说，睡眠质量对于学习和记忆来说是相当重要的。尤其是睡眠会有选择性地增强那些与未来相关信息有关的记忆，[14] 这能够帮助你更有效地实现自己的目标。除此以外，睡眠还会增强与奖赏活动相关的学习能力，[15] 从而意味着你可以更容易地将注意力集中在积极的事情上。

但是请记住，除了睡眠的总量以外，还必须保证睡眠的质量。在荷兰进行的一项研究中，研究人员们使用轻微的声响干扰让被试者不能持续保持在慢波睡眠的状态中。[16] 这些被试者最后虽然有着相同时间的睡眠总量，但是他们的睡眠质量更差，最后导致海马功能受到了影响。

让环境更加舒适 高质量的睡眠需要大脑能够处于平静的状态，不舒服的感觉却会激活大脑的应激反应。如果你的卧室太热或太冷、太亮、太吵，甚至气味太重，都会让你的睡眠在无意识中被扰乱。所以做点儿什么让睡眠环境好一些吧。如果有些噪声是无法摆脱的，那么可以尝试加一些白噪声进去，比如电风扇运转的声音，因为大脑对这种白噪声的反应更弱，从而可以避免被过多地干扰。

在那项荷兰的研究中所用到的睡眠干扰类似于在一个有轻微噪声的房间中睡觉，就像在睡觉时电视小声开着一样。这意味着即使你已经得到了充足时间的睡眠，但是仍然可以进一步改善自己的睡眠质量，因为这会增强你的前额叶－边缘系统间的交流，同时也会改善你的学习和记忆能力。

7.4.5 准备好褪黑激素

当你拥有良好的睡眠卫生，大脑会在你准备睡觉前大约 30 分钟就开始释放褪黑激素。褪黑激素产自 5- 羟色胺，并且有助于让大脑为高质量的睡眠做好准备。晒太阳会有助于改善褪黑激素的释放和睡眠。[17] 所以白天的时候尽量多晒晒太阳吧。

让白天尽可能明亮一些 白天明亮的光线有助于同步化你的昼夜节律，并且改善你的睡眠。所以花几分钟时间出去在阳光下走走吧。而且享受阳光同时还会促进 5- 羟色胺释放，[18] 并且能够减轻疼痛。[19] 有研究曾经对经历过脊髓手术的病人在医院中的康复过程进行了观察，结果表明，那些住在阳面病房的病人表现出更小的心理压力，而且他们对止痛药的需求也更少。所以如果你没法在窗户边或者不能到外边去感受阳光，那么在外边阳光明媚的时候，至少保证自己能够在一个有明亮灯光的环境中工作吧。

更多的阳光照射会促进褪黑激素的释放并且改善睡眠。[20] 所以白天的时候尽量更多地待在阳光之中吧。

7.4.6 利用 5- 羟色胺来改善心情

著名的浪漫诗人威廉·华兹华斯将睡眠称为"新奇想法和活力健康之母"。因为缺乏睡眠会恶化你的情绪并且加重焦虑和压力感，[21] 而改善睡眠质量会产生相反的良性效果，这很可能是由 5- 羟色胺系统所介导的。比如，促进 5- 羟色胺释放能够增加慢波睡眠并减少 REM 睡眠，[22] 甚至有助于降低半夜时醒来的概率。

除此之外，5- 羟色胺的活性还会影响昼夜节律，并且也被其所影响。[23] 有意思的是，我们有一些神经元会从眼睛一直延伸投射到负责产生 5- 羟色胺的脑干区域，而这些神经元可以被不同亮度的光线所激活。[24] 这也是为什么你需要确保在白天的时候接触到充足的阳光照射。

昼夜节律本身也会影响我们的心情，所以一般早上的时候，人们积极情绪的整体水平要比傍晚低一些。[25] 昼夜节律对不同的人影响也不尽相同，这也就是为什么有人习惯做夜猫子，有人却是早起的鸟儿。学会理解昼夜节律对于情绪的影响是非常重要的，因为有时当你觉得生活无

一般早上的时候，人们积极情绪的整体水平要比傍
晚低一些。

趣也没有意义的时候，也许就是昼夜节律对情绪产生了轻微的影响。当
然，很遗憾，目前你还没有办法完全控制它，但是如果你能够接受这一
点并且意识到自己必须再形成新的正向循环，或者愿意等几个小时让心
情恢复过来的话也是有帮助的。

7.4.7　利用去甲肾上腺素减少压力

睡眠紊乱是产生压力的一个主要因素。这也是为什么刚刚成为父母
的人以及值班的新医生都会压力太大的原因之一。事实上，患有失眠的
人在睡觉前和睡觉时都有着更高的压力激素水平。[26] 真是令人讨厌，因
为高质量的睡眠能够帮助大脑做好准备来应对压力。长时间得不到足够
的睡眠会减少整个前额叶皮层中去甲肾上腺素受体的数量，[27] 而不幸的
是，去甲肾上腺素对于正确的响应压力是必需的。减少压力能够改善睡
眠，改善睡眠也会减轻压力——这就是一个正向循环的过程。

7.4.8　用高质量的睡眠来奖励多巴胺系统

多巴胺系统能够帮助调节慢波睡眠和 REM 快速眼动睡眠。[28] 而且
多巴胺不仅对睡眠有着巨大的影响（对疼痛和抑郁症也有巨大影响），睡
眠、疼痛及抑郁症同样会影响多巴胺系统。[29] 除此之外，昼夜节律也会
从很多方面影响我们的多巴胺系统，[30] 包括多巴胺受体、多巴胺转运体
以及多巴胺本身的生成都被其所影响。

7.4.9　利用内啡肽减缓疼痛

你的睡眠、情绪以及你的疼痛水平之间都在相互影响。[31] 糟糕的

最重要的因素并不是总体的睡眠时间，而是持续睡眠的总量。

睡眠会导致更加负面的情绪并且增加疼痛感，这样又会继续恶化睡眠。[32] 对于慢性痛患者来说，糟糕的睡眠进一步增加了疼痛，而在抑郁症患者中这种作用甚至要更强。[33] 所以糟糕的睡眠会增加疼痛并且破坏你的情绪，而低落的情绪又会进一步恶化疼痛感，最终这两者又会反过来继续影响睡眠。这听上去也许糟糕透了，但同时也意味着如果你能够改变这个等式中的任意一边，你将会同时改变这三种状态。

很重要的一点是，晚上睡眠被扰乱的时候会导致疼痛感急剧增强。[34] 这也意味着最重要的因素并不是总体的睡眠时间，而是持续睡眠的总量。所以尽可能地保证睡眠期间不要被打扰。同时这也提醒我们，经常利用小睡来代替正常睡眠的方式不会有助于疼痛的减缓。

高质量的睡眠对疼痛的减轻作用来自我们脑内自有的一种吗啡类似物——内啡肽。最近约翰霍普金斯大学的一项研究发现，睡眠质量差的人在包括背外侧前额叶皮层以及前扣带回在内的众多脑区都表现出内啡肽含量的减少。[35] 同睡眠相关的内啡肽变化现象可以很好地解释为什么高质量的睡眠对于减轻疼痛如此有益。

7.4.10 睡眠能清理大脑

我们大脑的各种活动会产生出很多化学物质的代谢废物。它们就像厨房里的厨余垃圾一样，如果不及时清理掉的话，就会不停地堆积起来，最终使得我们无处落脚。睡眠的一个重要功能就是清除掉那些影响大脑正常功能的代谢废物。[36] 将这些有害的废物清除出大脑，也许正是睡眠后感觉精神焕发的因素之一吧。

7.5 改善你的睡眠卫生

研究表明，掌握更多的睡眠卫生知识能够有助于更好地执行睡眠卫生，最终促成睡眠质量的改善。[37] 所以，通过阅读本章的内容，你已经找到了对的方向。同时这里还有一些更加具体的建议来帮助你的大脑为良好的睡眠做好准备。

连续睡够 8 个小时。大多数人都需要大约 8 个小时的睡眠时间。总的来说，如果人的年龄越大，对睡眠的需求就会越来越少。一般上大学的时候，你大概需要每天睡 8 小时 24 分左右。当你开始步入社会工作的时候，你也许只需要 7 个小时就足够了。重要的一点是，一定要保证睡眠是在一个连续的时间段内完成的（7 个小时的睡眠加 1 个小时小睡和睡够 8 个小时是不一样的）。所以不要经常性的小睡，如果能够持续获得高质量睡眠的话，你甚至不会觉得自己需要小睡。

最好只在卧室里睡觉。不要在卧室里或者在床上工作，也不要赖在床上上网、看电视。如果你只在卧室里睡觉的话，你的大脑就会将床和睡眠相联系起来，这样睡眠就会变得像巴甫洛夫条件反射行为一样。当然，在床上做爱并没什么不好（而且有人会说效果可能更好呢）。

养成准备睡眠的固定习惯。每天晚上都要做睡前准备，让它像仪式一样，将自己从忙碌的一天中分离开来。尤其是你的前额叶皮层，它需要在睡前冷静下来，所以如果你正在按照 100 千米每小时的速度在做事，然后立马就想睡着，那么你肯定不能很顺利地入睡，而且也不会睡个好觉。睡前的准备活动应该包括刷牙、洗脸、走进卧室，然后稍微读几分钟书这样的活动。或者你也可以喝一杯养生茶，给自己的孩子读一会儿书，甚至是做祈祷——任何放松的活动都可以。有的时候药物也有助于睡眠。当然，享受性爱也不错，但是要想成为每天的固定活动估计会有点难（如果你能做到的话，我会崇拜你的）。

睡觉前避免摄入咖啡因。就算你在喝了咖啡以后仍然睡得着，咖啡因依旧会扰乱正常的睡眠过程而且降低睡眠的质量。所以一定不要在睡前的几个小时里喝红茶、绿茶、咖啡或者是红牛等。

饮食要适度，睡前三个小时不要吃大餐。消化不良会干扰睡眠，而且会在你躺下来的时候经常发生返酸现象。不过，简单吃点儿东西倒是没什么大碍，甚至要比饿着肚子睡觉更好。同样，口渴也会干扰睡眠，所以入睡前最好少喝一点儿水。但是不要一下子喝一大杯，不然半夜你会被尿憋醒的。

不要总是依靠酒精来帮助睡眠。一杯啤酒或是一杯红酒都能够帮助你更快地入睡，但是正常的睡眠结构还是会受到干扰，所以让你并不能得到很好的休息。[38] 更重要的是，如果你习惯依靠酒精来帮助睡眠的话，那么效果会越来越差。最后，酗酒能够导致在抑郁中常见的慢波睡眠减少和快速眼动睡眠增加。[39]

锻炼。让体育锻炼成为一种生活习惯。锻炼会通过同步昼夜节律、减轻压力、降低快速眼动睡眠以及引起众多神经化学物质改变等方式来改善我们的睡眠。[40] 不过在临睡前进行锻炼则会让你难以入睡，所以尽量提前几个小时锻炼吧！

7.6 尝试认知行为疗法

针对失眠的认知行为治疗（cognitive behavioral therapy for insomnia，CBT-I）包括良好的睡眠卫生，同时还包括对潜在会影响睡眠的各种不利想法以及习惯行为的纠正。认知行为治疗可以比单纯地改善睡眠卫生能更好地提升我们的警觉性、思维能力以及睡眠质量，[41]而且对于抑郁症也是非常有效地治疗手段。[42]一个专业的治疗师可以让你更有效地体会到认知行为疗法的好处，不过在这里，我还是会给大家分享一些简单的认知行为疗法的小建议。

坚持记睡眠日记。如果你去咨询一个睡眠专家，他通常都会要求你从记睡眠日记开始做起。最简单的睡眠日记就是记录睡眠的时间和起床的时间，如果能够在日记中包含更多的信息，那么将会更加有用。试着记录下你打算几点起床和睡觉，你认为自己需要花多长时间才能入睡，你的压力水平，你在睡前服用了什么药或者吃了什么东西，在上床前你做了哪些活动，以及你的睡眠质量如何。其实现在还有很多线上资源可以帮你做睡眠日记。记录一周以后，试试看你能否发现其中有哪些模式会有助于让自己睡得更好，而哪些模式会影响你的睡眠。就算保持自己记睡眠日记的习惯好像没有什么帮助，但是如果没有别的办法的话，把它们带给专业的睡眠专家看看吧，这会帮助你更快寻找到问题的解决之道。

减轻焦虑。你是否在为自己能否得到足够的睡眠而感到焦虑呢？如果能够意识到这一点的话，将会减少过多的边缘系统反应。大家可以利用第 2 章里的一些小建议来帮助自己。

限制自己的睡眠。失眠最困难的部分就是虽然躺在那里，但是怎么也睡不着。有的时候解决办法就是停止不停地尝试。如果你总是想睡够8 个小时但是却总是连 6 个小时都睡不到，那么先试着就睡 6 个小时吧。如果你总是在晚上 11 点就上床，但是要躺到后半夜才能睡着，那么试着后半夜的时候再上床吧，不过还是要按照正常的时间起床。一旦你能够保证一段时间的持续睡眠，而且不需要花很多时间在床上翻来覆去，那么你就可以试着慢慢调整自己的睡眠时间了。

冷静下来。你在床上辗转反侧得越厉害，你就越难以入睡，所以选择一种比较舒服的姿势，然后躺下来不要再动来动去了。不要去不停地看闹钟，也不要去调节自己的枕头，让自己放松下来。如果你实在不能让自己平静下来，那么就到另外一个房间去，花二三十分钟做一些能让自己放松的事，然后再回去尝试接着睡。

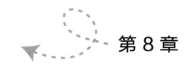

第 8 章

培养好习惯

　　1870 年的春天，年轻的威廉·詹姆斯（美国的心理学之父）正遭受着"意义危机"的困扰，他因此感到异常的焦虑和忧伤。但是在读了一篇关于自由意志的散文以后，他意识到自己可以通过改变自己的习惯来自己改善的情绪。不到三年时间，他就开始在哈佛大学任教，最终成为美国心理学之父。在 1890 年的时候，他写道："教育最棒的一点就是，可以让我们的神经系统变成自己的盟友而不是敌人……我们必须尽早而且尽可能多地养成自发和习惯性的有益行为。"当然现在我们有了神经科学的理论作为依据，但是那个时候，他就已经意识到了生活中的某些改变拥有足够的力量，可以引起我们大脑的改变。

　　习惯是那些在你不需要考虑该怎么做的时候就会做出来的行为。我们曾在第 4 章中提到为何你的大脑会形成一些不良习惯，其实就是背侧纹状体如何控制着你的例行行为，以及伏隔核如何控制着冲动行为。在这一章中，我们将讨论如何让这些脑区来为我们工作和服务，而不是与我们作对。这将让你能够更好地利用大脑习惯环路的优势来完成各种任务，这样你就不需要总是依赖于已经不堪重负的前额叶皮

然而很不幸，坏习惯通常都能引起更多的多巴胺释
放，所以你不需要重复很多次就可以养成这些坏习惯了。

层。养成好的习惯将会非常有效地推动正向循环的过程，因为一旦你可以将这些习惯付诸行动，就能够不需要额外的努力便可以改变自己的人生。

8.1 我们如何形成习惯

我们已经讨论过习惯是怎样通过重复性行为来形成的，但我还是要强调一遍，习惯的形成来自重复性行为。不过有趣的是，有一些习惯只需要比其他的习惯少很多的重复行为就可以形成，这是因为有些行为天生就会引起更多的多巴胺释放。然而很不幸，坏习惯通常都能引起更多的多巴胺释放，所以你不需要重复很多次就可以养成这些坏习惯了。吸烟可以在伏隔核中引起大量的多巴胺释放，所以你不需要抽太多的烟，就可以形成抽烟的习惯。但是用牙线清理牙齿就不会释放那么多的多巴胺，所以你必须花很长时间坚持每天清理牙齿，才能够让它成为习惯。

当然，在你刚开始尝试形成一些新的习惯时，的确要付出很多的努力。你不会总是想要去健身房，总是能够保持冷静或者总是想要打电话给朋友聊天。这是因为控制这些习惯的正确神经连接还没有在纹状体中被建立起来，并且被进一步地加强。想要养成新的习惯，需要前额叶皮层的介入和参与，这就需要付出精神上的努力。而在抑郁状态的时候则要付出更多的精神努力才行。

不过还好，背侧纹状体能够对重复行为做出反应。你想做什么事并没有关系，但是在你每次做出这个行为的时候，都会让它进一步被编码整合到背侧纹状体中。刚开始的几次可能是最困难的，因为这时需要依

赖于前额叶皮层。可是你一旦坚持下来，事情就会变得越来越简单，因
为这时做出行为所需要的投入从有意识、也更加努力的前额叶皮层转移
到了无意识且付出更小的背侧纹状体中。

8.2　自我肯定有助于改变习惯

　　来自英国的两项研究提出了一种有助于改变坏习惯的聪明方法。其
中的秘诀就在于自我肯定，也许听上去不是很靠谱，但结果的确是无可
否认的。第一项研究让一些经常抽烟的人回答一系列问题。[1] 对照组的人
会被随机问到一些关于他们观点的问题，比如"你认为巧克力味是冰激
凌的最佳口味吗"。那些在自我肯定组的人被问到的问题则会让他们关注
自身最好的一些方面，比如"你是否曾原谅过一些以前曾伤害你的人"，
或者"你是否曾周到地考虑过其他人的感受"。如果被试者的答案是肯定
的，那么他们将会被要求更加详细地描述相关过程，这将使得他们的注
意力被更多地引导关注于自身积极的品质。然后两组人员都会读一条关
于吸烟会给健康带来负面影响的信息。

　　研究最终发现，在自我肯定组的吸烟人员会表现出更强的想要戒掉
吸烟行为的意愿，并且有更大可能开始寻找戒烟的方法。更重要的是，
自我肯定的效果在那些烟瘾最严重的人中是最强的，这也意味着对那些
处于最糟糕状态中的人来说，一点点的自我肯定就会起到非常好的作用。

　　第二项研究所采用的方式与第一项有点儿类似，除了最后被试者们
所阅读的信息是关于健康饮食益处的。这项研究发现，自我肯定组的人
在接下来的几周中将会更多地摄入水果和蔬菜。[2]

自我肯定 在考虑应该对自己的哪些习惯做出改变前，请先对以下问题进行是或不是的回答。如果答案是肯定的，那么再进行更加详细的描述。

1. 你是否原谅过曾经伤害你的人？

2. 你是否周到地考虑过他人的感受？

3. 你是否对没有你富有的人施与过钱或物？

4. 你是否尝试过在某人低落的时候鼓励他振作起来？

5. 你是否曾鼓励过朋友去追求某一目标？

这些研究表明，当回想自己的积极品质时，会使改变自己的习惯更加容易。这是非常有趣的一个现象，那么它的背后有怎样的神经科学原理呢？

从其他的一些研究中我们知道，快乐的回忆可以引起 5- 羟色胺的大量释放，[3] 而积极的自我反思过程对于提升 5- 羟色胺的活性有着类似的效果。这非常重要，因为 5- 羟色胺对于前额叶皮层行使正常的功能是必需的。除此之外，自我反思以及有目的的情绪调节能够激活内侧前额叶皮层。[4] 所以，自我肯定有助于让负责思考的前额叶皮层在更高层次上控制负责习惯的纹状体，从而产生更好的行为后果。

8.3 减轻压力

住院医师必须面对长时间的工作、熬夜、难以应付的病人，而且要担心自己是否会犯错从而造成意外人身伤害。简单地说，他们无时无刻

充满压力的那组被试者在行为中表现出更多的习惯而非目的依赖性。他们会一直做出相同的选择，即使这些选择所对应的奖励信号变得越来越少时也是这样。

不处在压力之中。更要命的是，为了最终成为具有完全临床资格的医生，他们还必须花费数月的时间进行高强度的学习，从而可以通过相应的资格考试。所以他们简直被压力搞得完全喘不过气了。

为了研究长期压力对人的影响，来自葡萄牙的研究人员对一些充满压力的而且为了通过资格考试刚刚花费了三个月时间学习的住院医师进行了功能性磁共振成像，并将他们与一组不需要参加考试的住院医师进行比较。[5] 研究发现，充满压力的那组被试者在行为中表现出更多的习惯而非目的依赖性。他们会一直做出相同的选择，即使这些选择所对应的奖励信号变得越来越少时也是这样。并不奇怪，这种习惯性行为的增多是负责习惯行为的背侧纹状体在处理信息的过程中发生了某些变化而造成的。压力还造成负责决策的眶额皮层出现了一定程度的萎缩。被试者们六周以后重新接受了扫描检查，在这期间，他们得到了机会可以放松自己——然后的确，这次扫描显示，他们的背侧纹状体活性重新恢复了正常，而且眶额皮层的体积也重新恢复了。

压力使得大脑偏向于按照既定的习惯而非自己的意愿行事，这也就是为何想要改变应对习惯是如此的困难，因为它们就是被用来应对压力的。应对习惯的一个问题就在于如果我们不做这些习惯行为，那么就要继续处在压力状态之中。而如果我们想要克制这些应对习惯的话，那么压力将会更大，从而让大脑更加想要做出这些习惯行为来。很明显，这是一个下行旋涡，而此时最好的解决方案就是找到其他的方法来减轻自己的压力。

降低压力水平可以通过很多方式来完成：比如锻炼（见第5章）、制定决策（见第6章）、改善睡眠（见第7章）、生物反馈（见第9章），感激（见第10章）以及社交支持（见第11章）。即使你不能按照自己所期望

如果你在犯错，那说明你正在做事。

的那样把压力减小到一定程度，保留少量的压力其实也是有一定好处的：因为当你有压力的时候，所养成的习惯都会非常牢固。[6] 所以如果这时你能设法去改变自己的习惯，即使是很微小的改变，你的努力也会得到非常显著的效果，而这要比在没有压力的时候尝试去改变习惯的效果要好得多。

8.4 接受自己的不完美

在 2012 年的艺术大学毕业典礼演讲上，作家和漫画小说家尼尔·盖曼做了一个非常犀利的评论："如果你在犯错，那说明你正在做事。"改变习惯并不需要你一点儿错都不能犯，实际上，错误几乎是无法避免的。就像我在上边提到的，习惯是由重复的动作形成的，也就是说，必须不断地实践才行。你通过不断的练习和实践形成自己习惯，勒布朗·詹姆斯也用同样的方式不停地练习他的跳投动作。因为这是一种实践，所以犯错是非常正常的，特别是在一开始的时候，错误会尤其多。

老的习惯可以持续存在是因为纹状体活性的存在。不过幸运的是，当你想要养成一些新的习惯时，比如去健身房锻炼或者吃健康食物，甚至是用冲个澡来开始每一天，可以通过前额叶皮层控制纹状体来实现。不过问题是，前额叶皮层只能在它处于注意力集中的状态时才能实现对纹状体的控制，但是对于前额叶皮层来说，不可能一直都处于警觉的状态中。它有很多任务需要处理，所以只有有限的资源可以用来集中注意力。当你因为分心或者压力而不能处于注意集中的状态时，纹状体会处在占上风的位置，而你可能直到自己已经吃了一大半樱桃巧克力冰激凌后才意识到这一点。

决心去改变 下定决心做出改变比仅仅想做出改变要更加有效，而且能够非常显著地提高成功的可能性。[7] 将想要做出改变的东西具体化也会使得改变更有可能实现。比如，"我决心更多地进行锻炼"就没有"我决心要在每周二和周四工作之前去健身房锻炼"的想法有效果。

大家可以将自己的纹状体想象成一只需要被训练的小狗，假如你不小心在咖啡桌上落下了一块曲奇饼干，然后被小狗吃掉了，我想你也不会真的对这只小狗生气吧。因为小狗本来就是这种天性，你不能对它期望太多。如果你就站在那里，一直盯着自己小狗，也许曲奇饼干会一直是安全的，但是你总会因为要接电话或者要去工作而不得不离开吧。对于你的大脑来说也是这样。如果你没有训练有素地让纹状体停止吃零食的习惯，那么当你的前额叶皮层没法起到监视作用的时候，你会指望有什么好的结果产生吗？

很多时候，当我们想要养成一项好的习惯而不小心突然失误时，我们会将其描述为意志力的失败。但是坚持一项好的习惯并不仅仅是依靠意志力的。只有当你的前额叶皮层集中注意力并且有足够多的 5- 羟色胺来保证其可以正常工作时，才会有足够的意志力。所以下定决心想去做一些完全不同的事情只是重要的第一步，而你的纹状体并不会真的理会你想要什么，它所关心的只是不断地重复。

一个人不可能百分之百总是成功，甚至大部分时间都成功也是不可能的。但是因此而对自己感到不满，并不会对大脑的再训练产生任何帮助，只会阻碍这一过程。这些挫折感以及自我评判正是压力产生的主要来源，也使得你很可能会一直不停地重复做出那些老习惯。做

这些挫折感以及自我评判正是压力产生的主要来源，
也使得你很可能会一直不停地重复做出那些老习惯。

出改变的关键在于：有一刻你能够意识到自己从没有真正执行过任何预期的习惯。而这一特殊的时刻对于前额叶皮层来说，正是重新宣示自己权利的机会，从而可以提醒你不要忘记目标并且让自己继续尝试。的确，你肯定会遇到很多次的失败和挫折，但是一遇到失败就放弃的话，你只能让纹状体学会放弃。也许你会在脑海里听到一些声音，告诉自己放弃算了，但是一旦你听从的越多，就越有可能形成习惯，从而更难坚持下去。而一旦你每次都能坚持自己的目标，那么这个声音就会越来越弱。

所以当你和一只还需要进行更多训练的可爱小狗在一起的时候，试着像对待自己一样有耐心并宽容一点儿。让这只小狗过度紧张的话，只会导致它在地板上撒尿。如果你的习惯第一次没有养成，那就继续尝试、不停地尝试，最后它一定会成功的。

8.5 增加 5- 羟色胺来促进好习惯的形成

你可以想象自己面前的桌子上放着一颗棉花糖，一位身着实验服的漂亮女士坐在你旁边。她告诉你，自己要离开一会儿，你要是想吃棉花糖的话可以自便。但是如果你能够等到她回来的话，那么她将会奖励你两颗棉花糖。对了，在这个场景里你是个只有四岁的孩子。所以你究竟会做出哪种选择呢，是只吃一颗棉花糖还是等一等，然后吃到两颗呢？大家一定要慎重的选择，因为这可能会影响你今后的人生。

这个著名的实验是在 40 年前首次进行的。那些在实验中选择继续等待然后获得两颗棉花糖奖励的孩子，在长大以后普遍比那些选择一开始就吃掉棉花糖的孩子要更加成功。他们有着更高的考试成绩，更愿意去那些在实验中选择继续等待然后获得两颗棉花糖奖励的孩子，在长大以后普遍比那些选择一开始就吃掉棉花糖的孩子要更加成功。

读大学，而且也更少地表现出滥用毒品等问题。[8]棉花糖实验其实真正测试的是你前额叶皮层的 5- 羟色胺功能以及它对于负责习惯和冲动行为的纹状体的控制能力。事实上，当这些曾经参加过实验的孩子在 40 年后再次进行功能性磁共振成像的时候，他们在前额叶皮层的活动性上依然表现出一定的差异。[9]那些曾经选择等待并获得更多奖励的孩子，在他们40 岁的时候展现出更加活跃的腹外侧前额叶皮层的活力，而这正是能够帮助他们控制住冲动的原因。

还好，你的 5- 羟色胺系统并非始终按照一成不变的模式在工作。你仍然有机会去增强它的活性，从而使得自己可以更加容易养成新的好习惯，[10]这里就有一些方法可以帮你实现这一目的。

8.5.1 阳光

在我们人类进化的早期，并没有像现在这么多的 LED 屏幕和各种亮着灯光的小屋，我们都是从太阳那里获得光线的。比起人造光，阳光有很多独特的优势。首先就是阳光中的紫外线，你的皮肤吸收紫外线后可以帮助机体合成维生素 D，而后者有着非常重要的功能，其中就包括促进 5- 羟色胺的合成。其次，阳光要比人造光有着更高的强度，你也许觉得自己办公室中的灯光已经足够亮了，但那是因为你的眼睛能够非常好地根据光线强度进行调节从而适应它。事实上，阳光充足时的光线强度大概要比办公室的光线亮 100 倍。明亮的阳光可以促进 5- 羟色胺的合成，并且保证 5- 羟色胺不被它的转运体所吞噬（抗抑郁药的一项功能也是如此）。最后，空气中散射的阳光所造成的蓝色天空对于我们眼睛中负责控制昼夜节律的光感受器来说是最适宜的颜色。所以阳光要比人造光更加能够促进高质量的睡眠。

懂得生活意义之人，方能忍受生活之苦。

8.5.2　按摩

有大量的研究检测了按摩对于孩子、新晋妈妈、乳腺癌幸存者以及偏头痛患者等各类人群的作用。结果非常清晰地表明，通过按摩可以促进你的 5- 羟色胺产量上升 30% 左右。[11] 按摩还可以降低压力激素的水平，并且提升多巴胺的水平，这些都有助于你形成新的优良习惯。

8.5.3　体育锻炼

我们在第 5 章曾经非常详细地讨论过，但是我认为仍然值得强调：锻炼可以同时促进 5- 羟色胺的产生和释放。特别是像跑步和骑行这样的有氧运动，对于提升 5- 羟色胺有很好的效果。有意思的是，如果你锻炼得太多，而且是被迫去做锻炼的，那么可能就不会有这么好的效果了。而如果大脑意识到你是自己选择去做锻炼的，那么由此引发的神经化学信号变化则会不同。这也许是源自我们人类古老的本能，因为两种跑步状态之间的区别就像你在追逐猎物和作为猎物被追逐时的跑步状态一样。

8.5.4　回想快乐的记忆

这一点也许听上去就像是拼图游戏中最不可能的那一块，它却有可能是最重要的那一块，而且也是最容易实现的一步。你所需要做的就是回想曾经发生在自己生活中的各种积极向上的事情。这一简单的举动可以增加前扣带回皮层中 5- 羟色胺的产生。[12] 相同的研究还表明，回想糟糕的往事会降低前扣带回中 5- 羟色胺的生成。因此，回忆积极的往事有两个效果：它不仅能促进 5- 羟色胺的产生，还能够避免自己对糟糕往事的回忆。

回忆快乐的时光 也许你可以记起儿时某个难忘的生日，或者是一次畅快的旅游，或者哪怕是周六下午出现的快乐心情。试着让这些回忆更加详细和具体一些，或者最好把它们都记录下来作为以后的参考。如果你觉得有些困难的话，可以和自己的老朋友一起聊聊，看一看照片，或者重新读一下关于过去快乐时光的日记，有必要的话，可以多试几次。

8.6 激活前额叶皮层

抑郁的时候，因为前额叶皮层对纹状体的控制出现了问题，所以由目标导向的行为和冲动行为之间的平衡被破坏了。为了能够培养好的习惯，我们需要按照正确的方式来激活我们的前额叶皮层。

8.6.1 保持长久的目标

德国哲学家尼采曾说："懂得生活意义之人，方能忍受生活之苦。"拥有长远的目标能够让你懂得生活的意义。

为了完成对自己来说真正重要的事，我们必须抑制掉很多短期的冲动行为。道理很简单，如果你想在大学毕业时有一个好的成绩，那么必然要放弃很多参加社团的机会。如果你想做时刻关注孩子的父母，就必须少看电视才行。也许这意味着你会错过伴随这些冲动行为而释放的多巴胺。不过不要担心，对冲动行为的抑制并非总会减少你的多巴胺，它同样也会让你感觉还不错。问题的关键就在于前额叶皮层，它的任务就是负责追求长远的目标，并且有能力去调控伏隔核中的多巴胺释放。[13] 所以抑制冲动行为也能够产生奖励的效果，只要这是为了服务于你更大的利益。举个如果你没有任何长远的目标，就刚好可以解释为什么自己很难形成一些好的习惯。

例子，如果你的梦想是成为一名医生，那么待在家里认真地学习也许会比出去看电影更能让你觉得满足。或者当你在为自己的孩子攒钱准备上大学的教育基金时，控制住自己不出去疯狂购物也会让自己觉得很有成就感。

考虑怎样去改善自己的生活 如果你的坏习惯都不在了，你的生活会过得更好吗？在一项针对酗酒者的研究中，被试者被要求在看着各种酒的图片时也思考这一问题。将心思集中在思考生活怎样才会变好这一问题上时，能够减少背侧纹状体以及伏隔核脑区中的活性。[14] 减少同饮酒相关的例行行为和冲动行为能够让酗酒者为改变酗酒行为做好准备。

如果你没有任何长远的目标，就刚好可以解释为什么自己很难形成一些好的习惯。如果你在发展长期目标上需要帮助的话，可以回头看看第 6 章。而且当冲动行为即将出现时，尝试着理性地提醒自己，不要忘记自己的价值和目标。这将有助于以正确的方式激活前额叶皮层，并且让自己的短期牺牲也变得更有回报。

8.6.2　培养自我意识

自我意识是一种注意的技巧，它有助于激活前额叶皮层。简单来说，它的意思就是，我们应该对自己的情绪以及对他人和外界环境的情绪反应有一种意识上的警觉。对情绪的意识会增加腹外侧前额叶皮层中的活性，这一脑区继而会通过与内侧前额叶皮层的交流来减少杏仁核的活性。[15] 这就意味着当你在生气、伤心、焦虑或者感受到较大压力时，如果你有方法使得自己能够意识到当下的感觉，那

当你在生气、伤心、焦虑或者感受到较大压力时，如果你有方法使得自己能够意识到当下的感觉，那么你的实际感受将会有所改善。

么你的实际感受将会有所改善。

8.7　改变自己所处的环境

一旦习惯行为在你的纹状体中被存储下来，它们就会被想法、感觉，或者是你所处环境中的某些东西触发。想法和感觉这两种东西一般是没办法控制的，但是你所处的环境是可以的。

正如我们在第 4 章中谈到的，我们常常会被某些习惯所困扰，正是因为我们周围的环境总是不停地触发这些习惯。那么理想状态下，我们应该鉴别出环境中那些可以触发出习惯行为的特定信号（如果想要了解更多的内容，推荐大家去看看查尔斯·杜希格的著作《习惯的力量》），然后避免或者直接改变这些信号就行了。比如，假如你总是喜欢在便利店买一些曲奇饼干，然后再回家的话，那么下次不要让自己再经过放有曲奇饼干的货架前了。

如果你不能确定哪些东西是特定的触发因素，可以先尝试随机改变一些环境中你不喜欢的事物。比如试着在客厅中挂一幅不一样的画，或者重新粉刷自己的卧室，甚至可以试着搬去新的公寓，换一个新工作，出去放个假，培养一个新的爱好，买一些新衣服。也许这些建议听上去都有点儿奇怪，但是大脑的边缘系统非常善于捕获微小的环境信号，而且因为它同纹状体之间有着非常强烈的联系，所以即便是很微小的改变，也可能会带来非常显著的效果。

当然，还有一部分原因就是：不管我们到哪里，都会始终带着自己固有的倾向。但是你首先改变自己所处的环境，之后改变自己就会变得容易很多了。

我们常常会被某些习惯所困扰，正是因为我们周围的环境总是不停地触发这些习惯。

8.8　有效率的拖延

　　也许你想要去健身房，或者在工作上有必须要完成的项目，或者家里有一堆琐事等着处理。虽然事实上最后期限马上就要来临，但你就是没法激发出自己的精力或者积极性去完成它们。但你越是拖延，就会越发觉得焦虑。在自己没有精力或者积极性的时候，想强迫自己去完成手上的任务，有点儿类似于坐在车里不踩油门就想改变车的方向一样。当然，你可以坐在车里并且转动方向盘，但是什么都不会发生。所以关键是要把车先发动起来。

　　对于你必须要做的其他事来说也是如此。通过不停地上网刷社交网站，或者看无聊的电视真人秀，甚至什么事都不做来拖延自己，其实就像坐在车里玩方向盘一样，它不会带你到任何地方去。除非你马上开始做一些有成效的事（任何有成效的事都可以），即使这些事并不是自己原本打算要做的。试着把洗碗池里的盘子洗掉一个，穿上自己的鞋子，发一份工作电子邮件。做任何在自己必做清单上需要去完成的事都可以，即便它的顺序没有那么靠前也没有关系，因为它们总是要被完成的，而一旦开始做这些事，会让你可以持续地进行下去。

　　一旦你开始变得有所产出，多巴胺就会在纹状体和前额叶皮层中的一些区域开始释放。然后你就会觉得有更多的力量和积极性去做那些真正需要做的事。稍微拖延一点儿其实没有关系，但是在拖延的时候也让自己变得有成效一点儿吧。

　　就像威廉·詹姆斯一样，你也可以让自己的神经系统成为盟友而非敌人。要相信自己有能力形成好的习惯，而好的习惯则有能力逆转抑郁的进程。

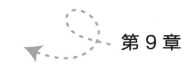

第 9 章

利用好生物反馈

　　我父亲是一个非常欢快和随意的人，而他的很多乐趣都来自每周三次驾车去一个在 RadioShack 商场楼上的舞蹈教室。灯光下，铺着硬木地板的房间里，有一个剃着光头、穿着冲浪短裤的彪形大汉低声说着混杂了英文和梵文的指导语，我父亲和其他人则扭曲着身体，呈现出各种奇怪的造型，房间的窗户上也因为这些人的呼吸而呈现出模糊的湿气。

　　我父亲坚持练习瑜伽差不多已经有十年的时间了。我一直都喜欢各种体育运动，但是有很长一段时间，我都不是很理解瑜伽这种奇怪的身体拉伸练习究竟有什么好的。但是当我自己开始练习瑜伽，并且学习了很多关于抑郁症的神经科学知识以后，这项古老的练习开始重塑了我对身体及大脑之间关系的理解。

　　过去的几十年里，瑜伽练习者们都声称练习瑜伽可以改善抑郁症，减缓慢性疼痛，并且减轻心理压力——甚至可以增强免疫系统，并降低血压。这也许听上去有点儿像是一种新时代的愚昧想法，但非常令人不可思议的是，上边提到的每一点都逐渐被科学研究的结果所支持。通过摆出像高傲的战士或者乌鸦一样的动作就有这么多的功效，这件事乍看

练习瑜伽可以改善抑郁症，减缓慢性疼痛，并且减轻心理压力——甚至可以增强免疫系统，并降低血压。

上去有点儿神奇，但这并不是神奇的魔法，而是有神经科学基础的。

这一章不仅要讨论瑜伽，也是关于生物反馈（biofeedback）的。简单地说，就是我们的大脑会基于身体正在做的动作或者当前的状态来调整自己的活性。而碰巧瑜伽就是通过有意识的生物反馈过程，从而增强了大脑自我改变的过程。人们常常会认为生物反馈需要诸如心率监测等之类的设备来告诉你当前的身体状态，尽管这些技术可以帮助你更加简单地知晓身体所发生的变化，但是你的大脑其实并不需要它们。大脑可以很完美地实现对你身体各种状态的关注，如你的心率、你的呼吸频率、肌肉的张力，还有其他众多的身体活动状态。事实上，你的大脑无时无刻不在注意自己身体的状态，不论你是否意识到了这一过程。

尝试练习瑜伽 瑜伽这项运动几乎会运用到我们在这一章节中提到的所有好的建议，包括对身体的拉伸、呼吸、放松，以及改变姿势。而且事实上它的确有助于治疗抑郁症。[1]瑜伽的姿势包括很多背部的弯曲及打开胸腔的动作，这些动作非常有助于积极情绪的形成。

我们知道，大脑可以控制我们的身体，特别是当我们处在某些情绪状态下的时候。比如，当你感觉到害怕或者兴奋时，心跳会加速。当你觉得沮丧时，会紧紧地咬住自己的下颌。但有的时候情况也会不同，就像本书中提到的其他大多数情形一样，情绪也并非是一种单行道，它其实也是一种反馈的环路。我们的大脑根据当下身体正在进行的动作来改变自己的活跃程度。

即使是很简单的动作，比如改变身体姿势、放松面部表情，或者放

即使是很简单的动作，比如改变身体姿势、放松面部表情，或者放慢呼吸，都可以对你的大脑活性产生显著的影响，并且随之影响你的压力、思维，以及情绪。

慢呼吸，都可以对你的大脑活性产生显著的影响，并且随之影响你的压力、思维，以及情绪。这些改变通常都是非常瞬时而且快速的，但是也能够很持久，特别是当它们被需要用来改变某种习惯的时候。你可以进一步通过增加自己对于身体的感知来改善自己的生物反馈系统。

9.1 生物反馈系统如何起效

你的大脑不停地接收着来自身体其他部位的信息，告诉它该如何去感觉。学着去理解并且控制这些信号，是开启正向循环过程的主要内容。

你的大脑有一些区域是专门用来感受身体各个部位信号的。你的每一种感觉（包括味觉、嗅觉、听觉、触觉以及视觉）都有自己特定的感觉皮层（sensory cortex）。除此以外，还有一些感觉同时包含的情绪成分会进一步被岛叶皮层所处理。涉及疼痛的时候，这些不同类型的感觉过程会非常明显。比如，当你不小心被厨房的柜子碰到头的时候，触觉皮层会注意到这一事件，然后会想"有东西刚才碰到了我的脑袋"，岛叶则会负责处理以下信息："哎呀，我的头！啊，好痛！"

你是饥饿还是压力太大　可惜的是，情绪感受并不是一个非常精准的过程，而且你的大脑也会经常出现对它们的误判。比如，当大脑接收到信号表明你的胃里可能有情况的时候，它可能会认为你是饿了，但事实上很可能只是你压力太大造成的，反之也是一样。这种类型的信号有点儿像你车里的引擎检查灯，它亮的时候是提醒你引擎可能出问题了，但是却并不能准确地告诉你究竟出了什么问题。所以冷静地做一个自我感觉的评估会有助于让你区分这些信号。

除了疼痛，还有很多其他感觉同样包含情绪的成分，比如紧张的肌肉或者是恶心反胃感。这些感觉的神经信号是由迷走神经所传导的，它贯穿了你的整个上半身，然后向大脑传递着关于你的心率、呼吸、消化以及其他通常包含有情绪成分的身体机能信息。

9.2　抑郁时的生物反馈

回想一下你的母亲曾经可能说过的一些话："不要再做那样的表情了，要不然以后一辈子都会那样的。"其实这句话是有一定道理的，皱眉头会让你觉得心情不好，而心情不好又会更容易皱眉头。如果你没有意识到生物反馈的力量的话，那么它将会在无意中把你带入下行旋涡或者让你困在其中。

抑郁的时候，人们会有意无意地产生很多负面生物反馈的倾向，比如胆怯或者退缩的姿态，通常还会伴随着肩部的下垂和前倾，而这会增加他们的悲伤感。抑郁患者同时也会遭受肌肉紧张的困扰，这会加重焦虑，[2]并且减弱心率变异性（heart rate variability），[3]从而会对情绪产生巨大的影响——不论你是否听过这一概念。

心率变异性的意思其实和它的名字所体现的一样：大多数健康人的心率都有一点点的随机波动，有时候快一点儿，有时候又慢一点儿。控制心跳的信息顺着迷走神经进行传递，会在我们每次呼气的时候让心率慢下

抑郁的时候，人们会有意无意地产生很多负面生物
反馈的倾向。

来。然而，抑郁症患者的迷走神经通常表现出更少的活性，所以他们的心
跳速度并不怎么改变。他们的心率一直都比较稳定，就像是一个节拍器。
这也是电刺激迷走神经可以对治疗抑郁症起到作用的原因（见第 12 章）。
不幸的是，要直接电刺激迷走神经需要进行手术才可以，但是仍然有可
能可以通过你自己的行为来达到刺激它的目的，我们马上就会进行讨论。

用凉水洗脸 突然用冷水洗脸的时候，会通过间接的刺激
迷走神经让你的心率降下来。如果你觉得快要崩溃、压力太大，
或者是太过焦虑的时候，找一个脸盆，将自己的双手放进冷水
里，然后用冷水给自己洗个脸会好一些。

负面的面部表情，躲避的姿态，升高的肌肉张力，还有减弱的心率
可变性都是当人们处于抑郁状态中的症状。但是，就像我们大脑的其他
很多方面，它们不仅是抑郁所导致的结果，同样也是抑郁的诱因。

借助音乐的力量 不管是在演奏乐器或者是听收音机时，
音乐都会增加我们的心率可变性，不过在创作音乐时，这种效
果要更加显著。[4]欣赏音乐时会涉及边缘系统的大部分脑区，包
括海马、前扣带回及伏隔核，所以音乐总是能够调动起我们的积
极性，也让我们觉得享受，从而帮助调节我们的情绪。[5]音乐同
时还会起到镇静、降低血压[6]以及减轻压力的作用。所以跟着广
播轻轻地唱一会儿歌，或者听一些自己喜欢的歌曲，都很不错。
最好还能跟着音乐一起跳舞。跳舞同时组合了音乐、锻炼以及
社交的功能，你能够因此而得到对于正向循环的三重促进。

很多人认为我们之所以微笑，是因为我们觉得高兴，但是同时也可以用另一种方式来解读：我们之所以觉得高兴，是因为我们在微笑。

有一个好消息是，其实你可以改变身体的反馈过程。如果大脑从身体得到信号，告诉它应该冷静下来（比如，你正在很慢地深呼吸），或者应该高兴（你正在微笑而且头扬得很高），那么你很有可能会感到冷静或者是高兴。下面我们来说说为什么。

9.3 微笑

微笑是一种非常有力的工具。很多人认为我们之所以微笑，是因为我们觉得高兴，但是同时也可以用另一种方式来解读：我们之所以觉得高兴，是因为我们在微笑。

微笑可以增强积极正面的感觉。20 世纪 80 年代的一项经典研究利用铅笔欺骗人们做出非故意的微笑或者不悦的表情。[7] 实验者并未告知参加者实验是在进行与情绪相关的研究，而是让他们按照三种不同方式中的某一种控制住铅笔：一种是用牙齿咬住但是不能碰到嘴唇，或者是放在嘴唇之间，还有一种是拿在手里。将铅笔放在牙齿之间但是不碰到自己的嘴唇，会让嘴的样子看上去像是在微笑。而用嘴唇夹住铅笔则不可能微笑，而且看上去像是心情不悦。将铅笔拿在手里的人则是对照组。一旦方式被确定下来，被试者会被要求看一些动画片，然后对它们的有趣程度进行打分。"微笑"组的人会比"不悦"组的人认为动画片更加有趣，对照组的评价则介于二者之间。

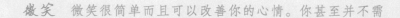

微笑　微笑很简单而且可以改善你的心情。你甚至并不需

要一支铅笔就可以做出微笑。但是不要刻意对着别人或者镜子做。试着让你脸部的肌肉放松下来，然后让嘴角微微上扬。之后，复杂而又神奇的生物反馈过程就会自动开启了。

在最近的一项研究中，被试者需要看一系列不同情绪的表情图片，然后自己也被要求做出脸颊上扬（也就是微笑）的动作，或者眉头紧锁（也就是沮丧）的动作。[8] 被试者在微笑的时候，会比做出沮丧表情时认为图片中的面部表情看上去要更加愉悦。所以当你微笑的时候，更可能从其他人那里感受到积极的情绪，这会对自己的心情也产生巨大的影响。最后要说的是，哪怕只是一个轻轻的微笑，它的效果也会持续好几分钟。

大笑　如果你想获得最强的面部表情反馈效果，那么试着大笑吧。就算当下并没有什么有趣的事，也请试着张开嘴巴发出"哈哈哈"的声音。我们的大脑并不会很好地分辨出真正的笑和有意做出的假笑，[9] 而且假笑真的会引起自己发笑。

表情的反馈是因为大脑可以感受到特定面部肌肉的收缩（比如位于我们嘴角附近的颧大肌），然后大脑会认为，我肯定是遇到什么高兴的事了。相似地，如果脸部肌肉没有收缩的话，大脑可能会认为，哦，我肯定不开心了。

除了直接的神经反馈之外，在现实生活中，你同样可以利用社交反馈的优点。微笑是有传染性的，所以即使你并不觉得有多高兴，但是如果你身旁的人更愿意微笑的话，也会让你的情绪变得好起来。

最后，如果你能够想办法形成真正微笑的话，可能会产生更加强的效果。这也是让自己更加上相的秘诀之一。颧大肌主要是控制着你的嘴角，所以能够产生假的微笑，但是位于你眼角的眼轮匝肌只在你真正微笑的时候才会收缩，所以很多人认为他们在照片里的微笑看上去太假的缘故，就是因为这些微笑的确是假的——因为他们的眼角并没有弯曲。

9.4　站姿要直

你妈妈的教诲又一次对了："不要看上去无精打采的。"如果你想表现得自信和决断，那么站姿要直，要昂首挺胸地面对一切。你的姿态是生物反馈非常重要的来源。一项德国的研究让被试者在站姿看上去很自信和很犹豫的两种状态时做出决策。[10] 人们的站姿很自信的时候会更有决断力。所以如果你想变得更加果断一些，那么让自己的姿态挺拔起来吧。

自信的姿态也会让你对于自己的想法和信念更加有信心。一项西班牙的研究让被试者在书写关于自己的优点和缺点时采用自信或者疑虑的不同姿势。[11] 采取自信姿势的被试者非常认可他们所写下的东西，不论内容是优点还是缺点。来自他们优良品质中的自信让他们更加乐观积极。

除此之外，自信的姿态也会增强来自他人称赞的效果。在得克萨斯进行的一项研究中，研究人员让被试者处于自信或者疑虑的姿态，然后告诉他们，他们在测试中的表现非常棒。[12] 当过一会儿再让被试者进行另一个困难任务时，疑虑姿态的被试者很快就放弃了，而自信姿态的人会尝试得更多。大家要记住，这些被试者都曾被表扬为具有很好的应试能力，但是采取自信姿态的被试者使得这些积极的信息内化并增强了。

一个自信的姿态也许不会自动就让你觉得更加高兴，但是它的确会调节你的大脑对于自己想法的反应。所以如果你想变得更加自信，（比如，我要在这次工作面试中出类拔萃，或者我一定要把烟戒掉！）首先要保证在身体上表现出昂首挺胸的姿态，同时要有积极的想法。类似地，当别人称赞你的时候，也要表现出认可的样子。

除了对于大脑的反应有所影响以外，你的身体姿态同样还包含社交反馈的成分。也许你很容易就会认为自己的情绪完全是由你自己决定的，但是其他人会自动觉察并且对你的姿态做出反应。而你也会（有意或者无意的）注意到他人的反应，然后被他们所影响。一种自信的姿态会让其他人对你也更有信心。所以不要只是按照"哦，我必须站得挺拔一点儿，我必须看上去自信一点儿"的想法去做，还要按照"哇，大家好像对我非常有信心，我必须相当自信才可以"的想法要求自己。

最后，除了对于自信的影响以外，站姿挺拔也会让你更有活力。一项发表在生物反馈杂志上的研究表明，无精打采的姿势会降低你的活力水平，[13] 而且在高度抑郁的人群中，这种影响更加强烈。那些容易有消极感觉倾向的人在身体很颓废的情况下会变得更加消极。这就意味着对于那些严重的抑郁症患者来说，身体姿势上的改变将对他们产生非常巨大的影响。有趣的是，这项研究同时还发现，跳跃会增加人们的活力（所以当周围没人的时候，也许可以尝试跳着穿过大厅）。

姿势的改变可以通过神经激素水平的改变反映出来。哈佛大学的研究人员发现，当人们按照一种开放舒展的姿势站立或者坐着的时候，雄性激素的水平会上升，而压力激素皮质醇的水平则会下降。[14] 这些神经

> 如果你感觉到自己没有信心、充满疑虑的时候,首先在姿态上让自己昂首挺胸起来。这有助于让你变得更加果断,而且会形成积极的想法,同时也会让你更有活力。

激素水平的改变可能也介导了我们在上文中提到的自信的姿势所产生的效果。

最后希望大家牢记的是,如果你感觉到自己没有信心、充满疑虑的时候,首先在姿态上让自己昂首挺胸起来。这有助于让你变得更加果断,而且会形成积极的想法,同时也会让你更有活力。

9.5 保持冷静的表情

回想你额头中间正好位于眉毛上方的位置,是不是曾经眉头紧锁过,或者因为什么事而担心过?位于这里的肌肉被称为皱眉肌(corrugator supercilii),它会拉动你的眉毛,让它们挤在一起,同时也会让你的额头出现皱纹(之所以被称为皱眉肌,就是因为它能够让额头皱起来),这个表情可以帮助我们表达出不悦、生气、担忧以及其他各种负面情绪。不过你紧锁的眉头也有可能是震惊或者是不满的情绪所引起的。就像当你的大脑感受到微笑肌的动作后,它会认为你处于高兴的状态时一样,它也会注意到你皱眉肌的收缩,然后会认为你生气或者担忧了。

戴太阳镜 在阳光明媚的时候,我们常常会收缩皱眉肌让眼睛眯起来,来避免受到阳光直射。所以有可能本来是一个非常美好的天气,但是你的表情传递给大脑的信号却是你有点儿不开心。太阳镜有助于减少阳光对眼睛的照射，从而使得你不需要去皱眉。所以它不光让你觉得更加凉快，同时由于面部表情的反馈机制，也会让你的情绪更加平静。

有一项非常聪明的研究，其中被试者的每条眉毛上都被粘了高尔夫球座，然后研究人员要求他们试着让两个球座相互接触，这使得他们必须通过紧锁眉头的方式来实现这一目的。[15] 当紧锁着眉头观察图片的时候，他们感受到更多的悲伤。眉头紧锁同时还增强了气愤和厌恶的情绪，让人们变得不开心、不和蔼可亲而且更加的无趣。[16]

放松下颌　通常当我们感觉到压力的时候，会不自觉地咬紧我们的牙关，这会增加整个面部的肌肉张力。所以试着让你的下颌放松一点，左右动一动它，然后张张嘴。可能这个动作会导致你打哈欠，不过这也会让自己更加平静一些。

所以如果你眉毛的肌肉紧张时，你会感受到更多消极的情绪和更少的正面情绪。那么如果这些肌肉处于放松状态的话会怎么样呢？有一些很有趣的证据来自一些生活相对富裕并且又想让自己看上去更加年轻的人群。对了，我要说的就是肉毒杆菌毒素（botox）。它是一种可以通过瘫痪特定的面部肌肉从而减少面部皱纹的神经毒素。通过瘫痪皱眉肌，使得它很难继续表现出眉头紧锁的状态，那些接受过这一处理的人的确会感受到更少的焦虑感，因为他们不再能形成相对应的面部表情了。[17]同时很遗憾的是，他们有时感受到的愉悦感也会相应地减少，因为他们同样不能完整地表达出激动和兴奋的表情。

当你开始觉得焦虑、充满压力或者生气时，试着注意一下自己的眉头是不是皱起来了。尝试让自己的眉头放松下来，这样会有助于慢慢消除这些感觉。

皱眉肌收缩的时候，我们很难实现内心的平静状态。眉头紧锁会意味着大部分我们所感受到的以及所形成的都是负面情绪。所以当你开始觉得焦虑、充满压力或者生气时，试着注意一下自己的眉头是不是皱起来了。尝试让自己的眉头放松下来，这样会有助于慢慢消除这些感觉。

9.6 改变呼吸

呼吸是我们最重要的身体功能之一，就像所有的基本生理功能（比如吃饭、性爱等）一样，它也同边缘系统有着密切的联系。患有呼吸系统问题的人有非常高的风险患上抑郁症。[18] 改变自己的呼吸方式是创造正向循环的一种有力的工具，因为这也是改善自己情绪状态的最快方法之一。

深呼吸 当觉得自己过于焦虑或者情绪快要崩溃的时候，放慢呼吸的速度会有所帮助。一边缓慢地从 1 数到 6（或者 7、8），一边用自己的鼻子慢慢地呼吸。在吸不进气以后稍微停顿几秒，然后再数相同的数字并慢慢地把气呼出去。

不同的呼吸方式对于身体和大脑有着不同的影响。来自瑞典的一项研究表明，将几种不同的呼吸方式组合起来以后（快、慢，以及超快）会增强人们积极乐观的感受，同时会降低对于抑郁、焦虑以及各种压力的感受。[19]

呼吸通过迷走神经传递的信号来影响我们的大脑。我们之前已经提缓慢的深呼吸的确会让你自己冷静下来。

到过，迷走神经不仅向下给心脏传递信号，同时也向上给脑干传递信息。迷走神经的信号在激活休息和放松环路方面起着非常重要的作用。这些环路被称为副交感神经系统。副交感神经系统是和交感神经系统相对的，后者主要控制我们的战斗或逃跑本能。缓慢的呼吸会增加迷走神经的活性，然后将大脑推向以副交感神经为主的活动状态。所以，缓慢的深呼吸的确会让你自己冷静下来。

相反地，快速的呼吸会失活副交感神经系统，但会激活交感神经系统。当你焦虑、兴奋或者恐惧的时候，你的呼吸会加快。同样地，当你保持快速呼吸的时候，你也会更容易感受到这些感觉。快速的呼吸会让你觉得更加紧张，同时也更加兴奋。有的时候这也是件好事，比如当你需要更多的动力去健身房的时候（或者做其他任何想要做的事情时）。

快速呼吸获得能量 有时你会觉得自己需要更多的能量。这时可以尝试着做 20～30 秒快速的浅呼吸。不要做太长时间，要不然你可能会觉得头有点儿晕。

9.7　放松肌肉

当你觉得压力太大或者过于焦虑的时候，身体的肌肉也会变得更加紧张，尽管你可能并没有意识到这一点。但是，你的大脑却能感受到肌肉的紧张，然后想"我一定非常紧张"。对于肌肉来说很有趣的是，它们并不会自己控制收缩。它们紧张收缩的时候，是因为大脑告诉它们该收缩了。所以你怎样才能帮助大脑放松下来呢？

伸展运动非常有助于放松你的肌肉，而且能较持久地让神经系统保持平静。

伸展运动非常有助于放松你的肌肉，而且能较持久地让神经系统保持平静。同时，伸展还可以刺激内啡肽和内源性大麻素的产生，[20] 它们可以减轻疼痛。你并不需要做太复杂的动作，简单的拉伸就会有效果。

享受一次身体按摩也是放松肌肉的不错选择。按摩可以减轻疼痛，减缓压力和焦虑，还能改善睡眠。[21] 它拥有这么广泛的效果很可能是因为按摩本身可以促使 5- 羟色胺和多巴胺的大量释放，同时可以降低压力激素皮质醇的水平。[22] 有时候利用网球给自己做个按摩也会非常有效，你可以躺在网球上，倚靠在网球上，或者用手让网球在自己的肌肉上用力地滚动。也许这种效果与享受来自他人的按摩并不完全一样，但是它简单又快速，而且感觉也是相当不错的。

不过现在，请坐直身体然后做一次深呼吸，让自己的面部肌肉放松，然后嘴角微微上扬，让神奇的生物反馈系统开始工作起来吧。

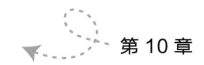

第 10 章

激活感激环路

　　20 世纪 40 年代的时候，阿尔伯特·加缪遭受着肺结核的折磨，从被战争摧残的巴黎出发，前往自己的出生地北阿尔及利亚，希望能找寻到曾经的温暖和安慰。在一个灰色而又多雨的 12 月里，他终于发现世事都已改变，而且痛苦地意识到梦想着重回年轻的时光是多么愚蠢。同时他也意识到，年轻时的那些温暖快乐仍然留在记忆中未被触及，所以他写道："在凛冽的寒冬里，我终于发现自己的内心还埋藏着一个无法被征服的夏天。"

　　处在抑郁状态的时候，生活中充满了失望以及种种难以实现的迫切需求，例如一场甜美的睡梦、出色地完成一项工作、一个友好的面容。也许有时你的需求和你实际拥有之间的差距看上去是挺大的，但是与抑郁状态下的情形比起来还是差远了。我们在第 3 章时已经讲到过，有些人天生就容易关注在消极的事件上，而这种倾向在抑郁时会变得更糟。但我们仍然有力量可以直接对抗这种消极性，那就是感激的心态。

感激能够改善情绪。

感激是一种可以对抗消极的潜在手段，因为它并不依赖于你的生存环境。你也许并不富裕，或者正在挨饿，但是你仍然可以感激有温暖的微风存在。相反，你也许很富有、很有权势，但是也很可能会因为自己的另一半会在吃饭时发出的巨大咀嚼声而觉得心烦。感激是一种心态——事实上，在你的大脑中存在着感激环路，而且它急需训练。增强感激的环路能够带来力量帮助你提升自己的身体和心理健康，激发幸福感，改善睡眠，还会让你觉得同其他人的联系更加紧密了。

10.1　感激的益处

最近几年有非常多的研究表明感激有很多优点。也许其中最重要的一点就是，感激能够改善情绪。[1] 当你思考并表达出更多的感激心态时，很容易就可以体会到积极的情绪。

10.1.1　减轻抑郁症状

患有抑郁症时最大一个问题就是你不仅会觉得生活没有继续下去的意义，而且有很大的可能会将这一想法付诸实践。结果人们发现，感激其实可以减少自杀想法的可能性。[2] 而且很重要的是，在抑郁状态越严重的患者中，感激的效果就会越强。当所有的事情都看上去没有希望以及毫无意义时，一个小小的感激则会让情况有极大的改善。

写一封详细的感谢信　回想一下是否有人曾经对你特别友好（可能是你的朋友、你的老师，或者你的同事）而你从没有正式感谢过他。那么写一封感谢信给这个人吧，详细地写下他做了什么从而影响了你的生活。然后安排一次见面，可以一起喝咖啡或者吃顿饭，然后把信当面交给他。先不要告诉他为什么要和他见面，争取让这成为一个惊喜。这种形式的感激会有非常持久的效果。一项研究表明，在写完感谢信并且将它递送出去以后，这些人的幸福感提升甚至会持续两个月以上。[3]

感激还会减轻焦虑。[4] 担忧和焦虑都是来自担心某些不好的事可能会发生。但是因为我们的大脑一次只能关注那么多的事情，所以当你对未来可能发生的好事表现出感激的心态时，感激就会替代掉那些负面的感受，而担忧也会一去不返。

10.1.2　改善身体健康

一项瑞士的研究在大约 1000 人中采用问卷的方式调查了人们的感激程度同他们健康程度的关系。研究发现，那些更多地表达出感激心态的人有着更好的身体和心理健康状态，同时他们也更愿意参与到健康的活动中。[5] 感激的人同时还表现出更多的意愿去改善不健康的状态。驱动自己对当前状态做出改变的最大动力很可能是由 5- 羟色胺介导的，因为没有充足的 5- 羟色胺行使功能时，人们通常会选择顺从自己的命运。

10.1.3　感激会增强社会支持

在下一章你将学到，社会支持能够有助于形成正向循环，而且感激

感激其实可以减少自杀想法的可能性。

的心态能够增加我们所获得的社会支持。在一项研究中，有一组被试者被要求每周都记录下他们想要感激的事，还有另外两组被试者则会分别记录下让他们讨厌的事或者是中性的随机发生的事，研究人员对这三组被试者进行了比较。[6]另有一组被试者被要求将自己与他人进行比较。研究人员在大学生和长期服用药物的两类人群中都进行了调查，后者有更高的罹患抑郁的风险。研究结果发现，感激会从整体上促进被试者的生活质量，会让他们更加乐观，同时减轻了疼痛，而且会让他们进行更多的锻炼。还有很重要的一点，感激也使得他们感觉到与其他人的连接更为紧密。

寻求帮助　有时当你觉得自己毫无价值时，会很难集中精力，甚至很难回想起曾经的快乐时光。如果你在回想过去的快乐记忆方面有困难的话，可以同老朋友交谈，看看过去的照片，或者读一读曾经的日记。所以这也是为什么要让大家保持记录感激日记的原因。这样在遇到不顺心或者棘手的事时，可以有东西帮自己回忆。

在另一项研究中，来自英国的研究人员调查了正在经历生活转型期的人们（这项研究中，是即将开始大学生活的学生）。[7]生活转型期意味着不确定性，这会使得边缘系统很快地激活。当你的生活环境发生变化时，你的习惯也会改变，所以如果你不够小心的话，就可能会养成一些不是很理想的例行行为。研究最后发现，不出所料，那些有更高感激程度的学生表现出更小的压力和更低的抑郁水平。和前边提到的研究一样，他们同样发现感激能够增强对于社会支持的感受。所以如果心存感激，你将会得到更多的社会支持，这会让你感觉更好，而且有更多值得感激的东西，这一过程会积极地往复循环下去。

生活转型期意味着不确定性，这会使得边缘系统很快地激活。

10.2 感激对于大脑的影响

虽然感激有着如此多的积极影响，但是并没有太多的研究直接观察它对大脑的影响。所以我们必须从一些有限的研究以及类似概念的研究中主动寻找一些可能的推论。

10.2.1 感激会促进多巴胺环路的活性

感激的益处首先来自多巴胺系统，因为心怀感激会激活可以产生多巴胺的脑干区域。[8]除此之外，对于他人的感激会增强社交多巴胺环路的活性，从而使得社交互动变得更有乐趣。

> **保持记感激日记的习惯** 尝试每天花几分钟的时间记录下三件你觉得该感激的事。为了让这项行为成为更好的习惯，试着每天在相同的时间进行记录。如果你想不出三件这样的事，那就只写一件。如果你连一件也想不出来，那么就随便写。比如，我要感谢今天吃到的食物，或者我要感谢今天所穿的衣服。即使一件事中有90%的部分是你不想要的，但是你也可以对剩下的10%表示感激。

10.2.2 感激会激发5-羟色胺

感激的一个非常强有力的效果就是可以激发5-羟色胺的产生。尝试用感激的心态来思考事情会使得你更多地关注于生活中的积极方面。这

一简单的行为会在前扣带回皮层引起 5- 羟色胺产量的增多。[9] 发现这一
现象的研究同时也发现，回忆糟糕的往事会降低前扣带回中 5- 羟色胺的
产生。因此，回忆积极正面的事情会有双重效果：它可以直接促进 5- 羟
色胺的产生，也会间接让你远离对负面事情的回忆。

10.2.3 感激能改善睡眠

感激是促进正向循环形成的一个极佳方式，因为它会改善你的睡眠，
而我们从第 7 章的内容中已经知道这有多么的重要。一项来自加拿大的
研究调查了一组患有失眠障碍的大学生群体，并且要求他们在一个星期
内保持每天记录感激日记的行为。[10] 这一简单的行为干预使得他们的睡
眠得到了改善，也减少了其他的身体问题，担忧情绪也减少了。即使对
于患有慢性疼痛的人，[11] 感激也能够改善他们的睡眠，并且减少焦虑和
抑郁的症状。

10.2.4 感激将来

乐观能够对抗消极，而且它是一种感激的心态。因为我们会对发生
好事的可能性产生感激。从功能核磁共振成像的实验中我们知道，乐
观是由腹侧前扣带回所介导的，[12] 因此，腹侧前扣带回可能也会在感激
的心态中起作用。拥有乐观的心态甚至并不需要坚信好的事情一定会
发生，只要能够相信它们有可能发生，或者不论发生什么事，都相信
一切会好起来的。在这种情况下，乐观的心态就是对自己适应性所表
现出的感激态度。即使你认为自己最终很有可能会崩溃，但是总有一
部分的你是可以经受得住考验的——这也就是阿尔伯特·加缪所说的

> 拥有乐观的心态甚至并不需要坚信好的事情一定会
> 发生，只要能够相信它们有可能发生，或者不论发生什
> 么事，都相信一切会好起来的。

你自己的"无法被征服的夏天"。所以你总是可以通过感激获得进入正
向循环的机会。

每天醒来时都要感激 当你早上醒来时，试着去想一件
今天所期待的事，哪怕它只是早餐。

同情和赞赏与感激有点儿类似，而且它们同样会激活前扣带回皮层、
岛叶和下丘脑。[13] 因为岛叶反映的是我们的内在感知，所以岛叶的激活
有可能反映的是共情作用（empathy），也就是对其他人经历的感同身受。
下丘脑的活性是情绪唤起时的表征。我们对于他人所表现出的感激，很
可能对大脑也有以上类似的影响。

10.2.5　学会欣赏幽默

领会和欣赏是另外一种类型的感激。虽然研究感激对于大脑影响的
报道并不是很多，但是有不少的研究是关于欣赏对大脑的影响，特别是
对于幽默的欣赏能力。

从科学角度上讲，一般听笑话会包含两个部分。第一个部分是意识
到也许会发生一些有意思的事，然后第二部分才是真正听到笑话，然后
领会到其中的幽默，通常这时还会伴随着大笑或者微笑。

通过观察被试者在看漫画书时的大脑活性反应，科学家们可以分辨
出识别和领会这两个过程的区别。结果表明，领会到幽默会激活眶额皮
层以及杏仁核脑区。[14] 与幽默相关的杏仁核活化过程表明，杏仁核的激

> 这也正好解释了为何我们总是喜欢在内心中堆积负罪感和羞愧的情绪，因为它们激活的是我们大脑的奖赏中心。

活并非总是负面的。边缘系统的情绪化反应对于我们来说是非常重要的功能，但是为了保持安宁，最好还是让它处于平衡之中。

还有一项研究表明，对于幽默的领会能够激活多巴胺富集的伏隔核脑区，以及负责产生多巴胺的脑干区域，[15] 这也许可以解释幽默为何能够产生乐趣。同时对幽默的领会还会激活背侧纹状体的区域，从而提示领会幽默的过程可能涉及某些习惯性内容，这就意味着你可以通过练习不断地强化并完善它。最后一点，至少我们有了一个非常正当的理由可以继续在视频网站上看幽默视频了。

10.3　负罪感的强大拉力

有一个古老的北美切罗基族传说讲述了关于两头狼之间战争的故事。其中一头狼代表着愤怒、嫉妒、自怜、悲伤、负罪感以及怨恨，另一头狼则代表快乐、和平、爱心、希望、善良以及真理。其实这是我们内心中的一场激烈的战争。但是哪一头狼会最终获胜呢？就是你亲手喂养起来的那头。

骄傲、负罪以及羞愧都是与自我关注以及道德评价相关的情绪，但是，对自己感到骄傲与感激其实有着非常近的关系，负罪感和羞愧则是与之相对的一面。既然感激对我们是有利的，那么为何在抑郁中会有非常强大的拉力将我们拉向羞愧以及负罪感的方向呢？

不考虑它们的差异，骄傲、羞愧以及负罪感都会激活非常相似的神经环路，包括背内侧前额叶皮层、杏仁核、岛叶以及伏隔核。[16] 有趣的是，骄傲是以上情绪中能在除了伏隔核脑区以外的其他几个脑区中引发最强烈反应的情绪，而负罪感和羞愧则会更多地激活伏隔核。这也正好

　　感激是对你所拥有的东西展示出真正的感激。这和其他人有或者没有这样东西完全没有关系。

解释了为何我们总是喜欢在内心中堆积负罪感和羞愧的情绪，因为它们激活的是我们大脑的奖赏中心。不幸的是，由于负罪感和羞愧有可能在大脑中被强化，所以它们对我们内心的长久平静是不利的。这个道理就像有些食物一样：糖果可以比水果更强地激活伏隔核脑区，但是它对我们的长期利益来说并不是最好的。所以最好还是利用感激来影响你的大脑，因为它所带来的益处是对你有好处的。

10.4　不要将自己与他人比较

　　当你想要表现出感激时，也许会不由自主地只是将自己与一些没那么幸运的人进行比较。当然，你可能没有一辆新车，但是其他人可能连车都没有。这种想法也许看上去和感激没什么两样，但它的确不是感激。而且研究表明，将自己与不是很幸运的人进行比较时，并不会像感激那样带来诸多好处。[17]

　　感激是对你所拥有的东西展示出真正的感激。这和其他人有或者没有这样东西完全没有关系。感激之所以充满能量，是因为它可以减少妒忌并且增强你对所拥有事物的价值估量，而这会促进你对生活的满足感。[18]

　　做一次深呼吸　用鼻子慢慢地做一次长时间的深呼吸。在吸气停止的时候，稍微停一会然后想：我要感谢这次呼吸。之后慢慢地呼出气来。

找到值得感激的事并不是最重要的，但是一定要记得，首先是去寻找。

更进一步来说，将自己与其他人进行比较的行为会激活负责社会比较（social comparison）的神经环路。当然，某些情况下你的表现也许会获得好感和赞同，但肯定不是任何情况下都是如此。除此之外，你的大脑在确定别人是什么看法的时候，首先要去接受这一想法，然后再将它表达出来。如果你进行太多社会比较的话，自己会更有可能认为别人也在对你进行社会比较，这会让你感觉到被他人随意判断排挤。

从另一个角度来说，表现出对他人的感激、善意以及同情，能够激活更多积极的社交环路。你在对待他人时体会到这些情绪的话，也会更愿意认为其他人对你的感受是相同的。

10.5　等鱼上钩和主动狩猎的区别

以前我在童子军军营的时候，有一次看到一个年长的童子军领队拿着鱼竿站在湖边。过了几个小时以后，当他往回走的时候，我问他钓鱼的结果怎么样。"棒极了！"他说道。"你总共捉了多少鱼啊？"我问他。"我什么都没捉到，"他回答说，然后又补充道，"这是钓鱼，不是捉鱼。"

你不可能总是能够找到值得感激的事，但是找不到并不意味着不值得去寻找。找到值得感激的事并不是最重要的，但是一定要记得，首先是去寻找。

记得感激是一种良好情感智力的表现。一项研究发现，感激的确会影响在腹内侧以及外侧前额叶皮层的神经元密度。[19] 这种神经元的密度变化表明：随着情感智力的增长，这些区域的神经元开始变得更加高效感激之所以充满能量，是因为它可以减少妒忌并且增强你对所拥有事物的价值估量，而这会促进你对生活的满足感。

了。拥有越高的情感智力，就会越容易懂得感激。

对于感激来说，通常是搜寻、寻找以及完成感激的过程才会激活相关的环路。你无法控制自己所看到的东西，但是你能够控制自己在寻找的东西。当然，找到值得感激的东西相当于一种额外的奖励，但也不仅仅是这样。

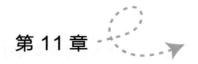

第 11 章

依靠他人的力量

几年前我同一位患有严重抑郁症的大学同学在一起交谈。他说当情况真的很糟糕的时候，他只想一个人待在宿舍里。即使他仍然能够学习，但他就是想一个人待着。可是当他自己一个人的时候，又会觉得情况越来越糟糕，然后根本没法再学习，最后他只能躺在床上什么也干不了。

还好，他及时发现了自己的这种状态。他开始意识到，虽然他想一个人待着，但是这样对他是没有好处的。从那以后，当他感觉到自己有想要孤立的倾向时，就会强迫自己到宿舍楼下去，在人来人往的休息厅做作业。他并没有强迫自己去和其他人交谈，只是确保自己周围有人在来往，但是这就已经足够避免他滑向抑郁的深渊了。

抑郁是一种孤立的疾病。它会让你即使在身边有很多人的情况下，仍然会觉得疏离、孤独，而这通常会让人们想要彻底地与他人隔绝。这种想要孤立自己的渴望不仅仅是抑郁大脑的症状，而且会让疾病变得更加顽固，就像不想去锻炼的想法也会让抑郁更加顽固一样。我希望大家研究已经非常明确地表明，同其他人的互动（不仅仅是朋友和家人，甚至是同陌生人或者宠物）都会有助于逆转抑郁的进程。

从这本书中学到的最重要的神经科学原则就是，即便你也许很想独自一人，但是治疗抑郁症常常需要依赖其他人的帮助。

让周围多一些人 当你孤独的时候，下行旋涡会更有可能产生。如果你开始感觉到自己的情绪出现下滑，尝试到人多一点儿的地方去，比如图书馆或者咖啡馆。你不需要同其他人互动，只要同其他人待在同一个空间里也会有所帮助。

人是一种社会性的物种，我们长期进化的结果就是需要和其他人一起生存，而且当我们同其他人互动并且感受到这种互动的联系时，我们的大脑便处于一种最为健康的状态。这也意味着当我们觉得自己处于孤立的状态时，后果可能会非常的糟糕。好消息是，研究已经非常明确地表明，同其他人的互动（不仅仅是朋友和家人，甚至是同陌生人或者宠物）都会有助于逆转抑郁的进程。社交互动行为会改变非常多的大脑环路和神经递质系统的活性。交谈、身体接触，甚至是同他人离得很近都会有助于减少压力、疼痛、焦虑以及抑郁的症状，而且会增加我们的平静感和幸福感。我们很快就会对这些优点进行讲解，不过首先让我先来聊一下为什么接受这一观点会如此困难。

11.1 与人相处的麻烦

诗人艾米莉·狄金森曾经写过："没有孤独可能会更加孤独。"她以不喜交际而出名，但是又极端害怕孤单。这种明显的矛盾其实是非

社会排斥所激活的大脑环路同身体疼痛所激发的环
路完全一样。

常常见的，因为那些最渴望密切关系的人，往往又是对拒绝和排斥最
敏感的人。不论你是否患有抑郁，其他人都有可能成为压力和焦虑的
来源。

　　我们的大脑生来就很关注其他人是怎样看我们的，这也是为什么感
觉到被他人随意评判或者排斥的话，会是非常痛苦的一件事。事实上，
功能性磁共振成像的研究已经表明，社会排斥所激活的大脑环路同身体
疼痛所激发的环路完全一样。[1]在实验中，被试者在同另外两位玩家一
起玩虚拟手抛球游戏时接受功能性磁共振成像扫描。他们被告知另外的
玩家都是真实的人，但是实际上是由电脑所控制的。最初的时候，其他
玩家还会很友好地一起玩，也会和被试者分享自己的小球。但是突然在
某个时间点，游戏玩家就会停止同被试者分享，只会来回地互相抛球玩，
完全忽略了被试者的存在，这一小小的改变已经足够引起社交排斥的感
觉，而且这会激活前扣带回和岛叶皮层，就像身体疼痛所造成的那样。
我们避免社交排斥就像我们避免摸到滚烫的烤箱一样：因为那种感觉都
很疼！

　　对排斥的反思　我们常常会有将误解认为是排斥的经历。
比如，也许你给朋友发了一条短信，却一直没有收到对方的回
复。这时就会很容易将对方的意图解读为对方是在故意伤害你
或者也许他们一点儿都不关心你。但是这些并不是唯一的选项。
更有可能的一种情形是，你的朋友真的非常忙碌从而忘记了回
复，或者只是漏掉了你的信息而已。多考虑一些其他的可能性
会激活内侧前额叶皮层，从而越过边缘系统的控制，改善对情

绪的调节，并且让你觉得更加好受一些。有时候直接向朋友确
认他们的意图也会有所帮助。除此之外，也要认识到社会排斥
的感觉能够被糟糕的情绪和抑郁状态所强化。所以不管情况看
上去有多糟，其实也许并没有那么严重。

很有意思的是，那些自尊感更低的人有着更强的前扣带回脑区的活
化，从而说明他们的大脑对于社会排斥应该会更加敏感。[2] 而且在抑郁
的时候，大脑同样对于社会排斥会更加敏感，从而会产生更强的应激反
应。[3] 不过现在看来，对于社会排斥的敏感性增强并不天生就是件坏事。
事实上，它也是形成团队和谐的原因，因为它使得人们更想融入群体中。
不过，就像我们在书中提到的其他很多特征一样，它同样会让你处于陷
入下行旋涡的风险之中。

当其他人有能力伤害你时，自己有时想要独处也是合理的。独处是
一种非常合理而且某种程度上也相当不错的应对机制。但是就像用吃冰
激凌来应对压力一样，它所形成的良好感觉只是短暂的，并不能真正解
决问题。而且在抑郁的时候，还会使问题变得更加严重。

11.2　抑郁会扰乱爱和信任的神经化学平衡

当谈到爱情或者亲密关系时，有一种神经激素的作用不得不提到，
它就是催产素，也被称为爱的激素。催产素会在轻轻的爱抚、享受性爱、
有人表示出对你的信任，或者有时仅仅在交谈时就会被释放出来，它会
增加我们的信任感和对他人的依赖感。催产素还能够减轻压力、恐惧以
及疼痛的感觉。

那些自尊感更低的人有着更强的前扣带回脑区的活化，从而说明他们的大脑对于社会排斥应该会更加敏感。

很不幸的是，在抑郁的时候，我们的催产素系统同样也出了问题。有些研究声称，抑郁患者有更多的催产素，另一些研究则称他们有更少的催产素。这看上去可能有些矛盾，催产素的水平会影响也会反之被不同种类的抑郁症所影响，[4] 从而反映出一种观点，那就是每个特定神经环路的相互作用会造成极其独特抑郁个体。所以尽管这些研究并不是非常的明确，但最简单的理解方式就是整个催产素系统出了问题，准确的生物学说法应该是调节异常。在抑郁的时候，当需要催产素时它不一定会被释放，而在不需要它的时候却有可能被释放。[5] 除此之外，大脑对于催产素的反应也并不总是准确和恰当的。

即使这些研究并没有明确催产素在抑郁中的总体功能，但还是有一些研究在较小的范围内阐明了催产素的作用。比如，催产素水平较低的人更有可能会觉得没有活下去的意义。[6] 同时很多有抑郁风险的人，比如经历过幼年期虐待的幸存者，往往会有更低的催产素水平。[7] 遗传因素同样发挥着作用。某些可以调节催产素系统的特定基因会导致抑郁或焦虑水平的增加。[8] 而且，抑郁患者更有可能在催产素受体的某个特定基因上存在问题，从而会导致他们在社会关系中自信心的减少以及对自我认可的过多需求。[9] 有趣的是，这种存在于基因与社会关系的联系只在抑郁患者的人群中被观察到了，而不存在于正常的对照组人群中，尽管这些人有着相同的基因，他们却没有抑郁症。从而提示这些基因并非从本质上说就是坏的。但是一旦形成了下行旋涡，遗传学因素也会参与进来，共同加速这一过程。

除此之外，抑郁患者从社交互动中所获得的快乐与他们的催产素水平是相关联的。[10] 也就是说，有着更低催产素水平的抑郁症患者从社会认可和支持中所获得的乐趣要更少一些。很不幸，这将会是一个潜在的下行旋涡，因为一旦无法感受到社交活动所带来的乐趣，你很可能不愿催产素水平较低的人更有可能会觉得没有活下去的意义。同时很多有抑郁风险的人，比如经历过幼年期虐待的幸存者，往往会有更低的催产素水平。

意继续社交，而这会导致更低的催产素水平。

尽管听上去令人难以置信，但是催产素的确可以在第一时间就发挥阻止抑郁症的作用。在一项实验中，研究人员让老鼠在经历过一次小手术后单独或者同其他老鼠一起进行恢复。[11] 那些单独恢复过来的小鼠会更容易发展出抑郁的症状，并且在困难的行为任务中更容易放弃；但是那些有同伴的小鼠则表现出更少的抑郁症状，而且在完成任务的过程中更能够坚持。而且研究结果能够表明，有同伴的小鼠中所表现出来的抗抑郁效果是由于催产素水平的升高而引起的。

所以总的来说，催产素系统和前额叶－边缘环路被扰乱以后，通过减少人们的社会联系，从而导致了下行旋涡产生的可能性。但是还好，其他人可以帮助改善你的催产素系统以及前额叶－边缘系统，从而实现对抑郁进程的逆转。

11.3 其他人能帮你和你的大脑做些什么

同他人的互动能够有助于减轻疼痛、焦虑以及压力，而且能够改善你的情绪。这些好处来自对催产素系统的激活以及对前额叶－边缘系统间交流的改善。即便其他人不能帮你马上觉得好转，但是同他人的积极互动还是会将你的大脑推向正确的方向。

11.3.1 减轻疼痛和不适

没有人愿意将自己的手臂放入一箱冰水之中，直到自己受不了的时候才把手拿出来，但是有一项研究中被试者们就被要求这么做。[12] 其中

> 疼痛是一种内在感觉，而且当你对它集中注意力的
> 时候，痛感会明显地加强。因为同他人的交谈能够激活
> 前额叶的社交环路，从而有助于将大脑的注意力从疼痛
> 上转移开。

一些被试者是自己一个人坐在那里完成任务，另一些被试者则会同一个陌生人或者自己的朋友坐在一起。那些独自坐在那里的被试者会经历更强烈的疼痛感，而那些有朋友在一旁进行鼓励的被试者则明显感受到疼痛的减轻。即使他们的朋友只是坐在那里不说话，也会减轻疼痛的感觉。事实上，即便是一个完全陌生的人用言语进行鼓励或是仅仅坐在被试者旁边的话，也会起到相同的效果。

同样的效果在一些患有慢性疼痛的病人上也被观察到了。在一项研究中，当一些对病人很重要的人出现时，病人的疼痛感显著降低了。[13]难以置信的是，哪怕只是偶尔想起自己所爱的人，也能够减轻疼痛的感觉。[14]更神奇的是，同陌生人进行交谈也有同样的效果。[15]疼痛是一种内在感觉，而且当你对它集中注意力的时候，痛感会明显地加强。因为同他人的交谈能够激活前额叶的社交环路，从而有助于将大脑的注意力从疼痛上转移开。

而且，握住他人的手有助于在疼痛的时候让你和你的大脑得到一定程度的安抚。有一项功能性磁共振成像的研究扫描了一些已婚女性的大脑活动状况，她们被提前告知将会接受一些弱的电流刺激。[16]这些被试者等待电流惩罚的过程中，她们大脑的疼痛和担忧环路表现出与预期完全一样的反应类型，同时还表现出岛叶、前扣带回以及背外侧前额叶皮层的激活。在另外一次独立的扫描中，当被试者同她们丈夫的手握在一起时，电击威胁所造的反应则要小得多。而且大脑在前扣带回和背外侧前额叶皮层的激活程度也小了很多，也就是说，疼痛和担忧环路中的反应活性减少了。而且如果被试者的婚姻关系越亲密，那么岛叶中与不适感相关的活性也会越小。即使是在实验中握着一个完全

那些在开始服用抗抑郁药物前有着更多社交支持的人，更有可能出现抑郁症状的减轻甚至是完全好转。

陌生人的手，也可以减少前扣带回的激活，从而让被试者在电击时感受到更小的痛苦。

11.3.2　改善你的情绪

抑郁常常会使你想要一个人独处，但事实上，和朋友或者亲人在一起会赶走这些抑郁的情绪。[17] 更让人感到神奇的是，来自朋友和家人的支持甚至能够增强抗抑郁药物的治疗效果。[18] 那些在开始服用抗抑郁药物前有着更多社交支持的人，更有可能出现抑郁症状的减轻甚至是完全好转。并且，同一项研究还表明，当人们的抑郁症状得到改善以后，他们的社交支持也会变得更好。所以更多地进行社交有助于抑郁的改善，而抑郁状态的改善反过来也会促进更好的社交——这就是一种良性的正向循环。

和朋友一起活动　当你抑郁的时候，会经常不愿意同人交谈。你可以尝试一些需要他人一同参与但是并没有太大交流压力的活动。比如一起看场电影或者玩一些场地游戏。当你不想和别人谈论自己的抑郁状况时，并不需要强迫自己，但是如果你愿意的话，总会有机会打开自己的心扉的。

同陌生人的交谈也是有用的。在一项来自芝加哥的研究中，研究人员付费给每天乘坐巴士或者火车上班的人，让他们同陌生人发起谈话或者只是坐在那里什么也不说。[19] 结果表明，同陌生人进行交谈会让情绪得到改善。事实上，大部分人都会担心与陌生人的交谈会不是同朋友相处和交谈能够降低压力激素的水平和焦虑感，同时可以增强内心的平静感。当身边有支持我们的人时，会让那些充满压力的状况变得更容易应付。

很愉快，但是实际尝试之后，他们通常都会获得比较愉快的交流。所以在飞机上或者在星巴克的时候，尝试和坐在自己身边的人交谈一会儿吧。没错，你肯定会有所顾忌，但是大部分时候，这都将会是一次愉快的经历。

社交互动对于情绪和抗抑郁药的作用很可能是因为催产素对于 5- 羟色胺系统的协助作用。很多产生 5- 羟色胺的神经元同时还会表达催产素受体，所以当催产素释放的时候就会使得这些神经元释放出更多的 5- 羟色胺。[20] 催产素会帮助提供 5- 羟色胺的一些好处，这些好处我们已经在前边的章节中进行了讲述。

11.3.3　赶走压力和焦虑

与朋友的互动还能够帮助我们减轻压力和焦虑感。有一项研究调查了被试者在发表公共演讲前的压力水平。其中一些被试者在测试前可以同朋友一起出去玩一会，其他被试者则不被允许这样做。结果表明，同朋友相处和交谈能够降低压力激素的水平和焦虑感，同时可以增强内心的平静感。[21] 当身边有支持我们的人时，会让那些充满压力的状况变得更容易应付。

这些效果很可能是由杏仁核和海马的改变而引起的。当杏仁核变得过度活跃时，你的压力反应会变得一触即发，就像随时都会擦枪走火一样。还好，催产素可以减弱杏仁核的紧张程度。[22] 催产素同时还会促进杏仁核、前额叶皮层以及前扣带回脑区间的相互交流。[23] 杏仁核活性的降低以及前额叶 - 边缘系统环路的联系增强，会有助于你调节自己的情绪，而不至于随时失控。

即使整个世界看上去好像都在和自己作对，但是只
要有一个人支持你的话，情况也会有很大的不同。

此外我们知道，压力对于海马是有害的，因为它能够让海马的神经元
减少。不过还好，催产素能够帮助大脑抵御压力所带来的伤害。而且，就
像锻炼和抗抑郁药物治疗一样，催产素会引起海马中新生神经元的生长，[24]
甚至在经受压力时也能够起作用。所以当处在压力时刻中，你可以利用催
产素来让大脑保持在健康的状态，接下来我们将详细地了解究竟该怎么做。

11.3.4 社会支持抵御社会排斥

社会支持可以来自于很多方式，例如一条短信、一条社交媒体评论、
一封邮件都可以抵消社会排斥的感觉。在一项同样采用之前提到的虚拟
抛球游戏的研究中，被试者们在经历了游戏中的社会排挤后，收到了来
自实验人员的情感支持短信，[25] 这种情感支持减少了同不适感相联系的
岛叶皮层的活性，并且同时增强了外侧和内侧前额叶皮层的活性，而这
能够减弱边缘系统的反应性。所以即使整个世界看上去好像都在和自己
作对，但是只要有一个人支持你的话，情况也会有很大的不同。

懂得感激 还记得感激可以增强对社会支持的感觉吗（第
10章的内容）。花一个星期，每天记录下你觉得应该感激的事。
这项小小的举动会帮助你极大地感受到同他人的连接。

11.3.5 通过帮助他人来帮助自己

除了我们的朋友和家人以外，主动地去帮助其他人同样会改善抑郁
的症状，并且增强积极的情绪。[26] 所以帮助他人也是帮助你自己的一种

如果你即将退休或者已经退休了，那么积极地参与
志愿活动能够对自己的抑郁症状产生非常大的影响。

非常好的方式。其中一个可能的原因就是帮助他人会激活大脑中的共情
环路。共情需要内侧前额叶皮层的参与，因此可以积极地改善前脑 – 边
缘系统间的联系。有趣的是，这种效果在更加年长的人中会更加明显。
所以，如果你即将退休或者已经退休了，那么积极地参与志愿活动能够
对自己的抑郁症状产生非常大的影响。

　　非常重要的是，如果你自己很难开心起来，那么通过感受并获得别
人的快乐要比自己产生快乐容易得多。快乐是会传染的，它们就像流行
性感冒一样可以在人群中传播。[27] 通过对超过 4000 人长达 20 年的研究
中，哈佛大学的学者发现，如果生活在你附近的朋友变得高兴了，你自
己也开心起来的概率提高了大约 25% 以上。而如果他们是你的邻居，这
种效果会达到 34% 以上。

11.3.6　乐趣、成瘾以及催产素

　　同他人在一起并且形成亲密关系会是一种很美好的感觉，而这是因
为多巴胺的存在。所以并不奇怪，多巴胺和催产素也会有相互作用。多
巴胺神经元同下丘脑中负责产生催产素的神经元相联系，[28] 而且催产素
能够刺激脑干中产生多巴胺的区域。此外，多巴胺富集的伏隔核也接受
来自催产素神经元的投射。但是，一旦催产素不能正常地行使功能时，
它同多巴胺之间的相互影响就会被打乱，因此社交并非总是充满乐趣的。
但是考虑到社交的优点，即使同他人的互动并非总是感觉很棒，但是仍
然值得我们经常去尝试。

　　催产素同多巴胺之间的相互作用有助于解释成瘾时的一个问题。长
时间的药物滥用，比如可卡因，会在好几个脑区极大地降低催产素的水
平，包括海马、下丘脑以及伏隔核脑区等。[29] 这种降低催产素的效果可
以帮助理解为何成瘾会影响亲密和健康人际关系的形成与维持。事实上，

如果你自己很难开心起来，那么通过感受并获得别人的快乐要比自己产生快乐容易得多。

催产素是能够帮助减少成瘾的。催产素可以减弱伏隔核对成瘾药物的反应，[30] 也就是说催产素使得它们不再那么容易成瘾。而且催产素同样可以减少人们对酒精的消耗。[31]

11.4　激活社交环路

其实有很多方法可以增强催产素功能，或者更通俗地说，刺激大脑环路更多地参与到社交中。通常这些方法包括各种形式的身体接触，比如拥抱、握手、按摩、同他人的交流，甚至有时候仅仅是与其他人在一起，这些方法都可以激活大脑的社交环路，并且能够促进催产素的释放。就连养宠物也有助于催产素的释放。

11.4.1　拥抱和握手

促进催产素释放的最直接的方式就是通过身体的直接接触。[32] 很明显，对大多数人来说，身体接触并不是一种很恰当的方式，但是简单的譬如握手或者拍拍肩膀等动作同样是有用的，对于同自己关系亲密的人来说，可以尝试更多更频繁的接触。拥抱，特别是用力的拥抱，对于释放催产素来说是非常好的促进方式，当然性爱也是如此。

调高温度 感觉到温暖能够促进催产素的释放，或者说至少可以模拟它的作用，然后增强信任和宽容的感觉。[33] 所以当没法得到拥抱时，你可以尝试盖着毯子手捧一杯热茶来安抚自己。或者冲一个热水澡也会有用。

催产素可以减弱伏隔核对成瘾药物的反应，也就是
说催产素使得它们不再那么容易成瘾。

11.4.2　按摩

按摩能够减少疼痛，因为催产素系统能够激活可以止痛的内啡
肽。[34] 按摩还能通过增加 5- 羟色胺和多巴胺的释放以及减少压力激素
皮质醇 [35] 的释放，从而促进睡眠和减轻疲惫感。[36] 所以如果你觉得自己
太累的时候，去做个按摩吧。这样你会主动地激活让自己感到更加愉悦
的神经递质系统。

11.4.3　同朋友互动

那些定期与自己的好友、家人或者同学一起交流互动的人，会对压
力有更强的适应力。[37] 得出以上结论的研究同时还表明，压力的减少同
背侧前扣带回的活性减弱有关，可能提示这一脑区对于负面信息的关注
减少了。

同朋友交谈很有可能是通过增加催产素来减轻压力的。[38] 然而，尽
管有些人觉得交谈是一种放松的方式，但是有些人会因为在面对面的交
流中需要更多内侧前额叶皮层的参与而觉得更容易疲惫。[39] 但是当你更
多地对他人表示赞同时，就会越少地需要前额叶皮层的参与。所以当你
觉得同他人的交流太累时，可以试着更多地表达认同或者支持对方，并
且不要过多地争论和下结论。

与自己关心的人交谈 　这里并不是说利用社交网站或者
邮件同他们交流。打电话给他们，或者能一起出去喝咖啡、见
个面会更好——记得一起做一些有趣的事。

所以当你觉得同他人的交流太累时，可以试着更多地表达认同或者支持对方，并且不要过多地争论和下结论。

当谈到减轻压力的时候，并不是所有形式的谈话都会产生同样的效果，有一项研究让一群8～12岁的女孩进入实验室，然后让她们在一个观众面前解答困难的学术能力评估测试（SAT）试题。[40]说实话，这的确是有一些压力的。然后女孩们被分成了4个小组完成任务。前3个小组被允许可以同她们的妈妈当面交谈，通过电话交谈，或者是通过短信交流。而第4组人则不被允许同外界有任何的接触。那些被允许同妈妈进行当面交谈或者通话的女孩表现出更低的皮质醇水平和更高的催产素水平。与此相反，那些不允许同任何人接触的女孩会表现出更高的皮质醇水平和更低的催产素水平。有趣的是，通过短信交流的女孩同完全没有交流的那一组女孩的皮质醇及催产素水平是接近的。所以，声音交流中某些起着安抚作用的因素是短信交流所不具备的。

支持某个体育团队　对抗抑郁的最有效的方式就是归属感。获胜的经历是非常有乐趣的，即使你只是一个观众。为某个体育团队的胜利而欢呼可以增加雄性激素的水平，[41]从而激发你的能量和性冲动。一个体育团队通常还会提供一种团体氛围，即使经历了失败，你仍然可以感受到团结一致的感情，而这会使大家相信自己的队伍下次一定会赢得比赛。

有的时候仅仅只是想到一些人也会起到帮助的作用。在一项荷兰的研究中，被试者被要求想出某个他们觉得亲近的人，某个在自己遇到困难后首先会去求助的人。[42]然后他们要想像这个人就站在自己的身后支

声音交流中某些起着安抚作用的因素是短信交流所
不具备的。

持着自己，随后他们要参加一场可以模拟出社交排斥感的测试。当想象
着有一个亲密的朋友时，会减少下丘脑的反应活性，而下丘脑正是负责
压力反应的脑区。而且，与朋友之间的联系感会增强内侧和背外侧前额
叶皮层的活性，会给人们造成一种更强的对于自己生活以及情绪的控
制感。

11.4.4　宠物是人类最好的朋友

从伊拉克和阿富汗回美国的军事人员遭受抑郁折磨的概率是其他常
人的 5 倍以上。而让他们养狗以后情况会好很多，同时有助于让他们恢
复正常人的生活。有不少研究已经表明，饲养宠物能够减少抑郁。因为
宠物会改变人们的注意力、习惯以及生物反馈的过程，而且它们能够激
发催产素和其他神经递质的产生和释放。

带一只小狗出去走走也是有好处的。在一项研究中，日本研究人员
让被试者身上挂一台便携式心电记录仪，以便在他们遛狗的时候可以随
时监控他们的心率可变性。[43] 大家应该还记得在第 9 章中我们曾提到，
抑郁的时候心率可变性会更低，而增强心率可变性有助于通过生物反馈
的作用改善抑郁的症状。这项研究发现，当被试者与小狗一同散步以后，
他们的心率可变性显著增加了。而且，即使当他们回到家后，那些曾和
小狗一起散步的人仍然有较高的心率可变性。

另一项来自日本的研究表明，同那些与自己有着更亲密关系的小
狗（也就是那些更愿意同你有眼神交流的小狗）一同玩耍，会促进催
产素的生成。[44] 这就提示当有人注视着你表示支持和信任的时候，可
以促进催产素的产生。仅仅通过爱抚小狗也可以形成正向循环。爱抚，
作为另一种轻柔的身体接触方式，会促进催产素的大量释放。[45] 而且

> 饲养宠物能够减少抑郁。因为宠物会改变人们的注意力、习惯以及生物反馈的过程,而且它们能够激发催产素和其他神经递质的产生和释放。

即使抚摸的是其他人的小狗,同样会促进多巴胺与内啡肽的释放。而对于这些神经递质释放的促进作用,可以很好地推动一个正向循环的形成。

饲养宠物的抗抑郁效果中,最重要的因素也许并不来自一定要同宠物一起散步或者玩耍,也许就是来自对于另外一个生命的责任感。有一项研究表明,当养老院中的老年人有金丝雀需要照料的时候,他们的抑郁水平就会更低。[46] 有需要负责任的事,会有助于你集中注意力,并且会影响你的一些习惯。

最后,养宠物不仅会直接促进催产素的增加,同时还会促进与其他人的社会互动,这被称为社交催化剂效应(social catalyst effect)——同小狗一起出去散步会增加陌生人关注自己甚至同自己交谈的概率。[47] 所以宠物能够增加你同其他人的积极互动,形成一种可以抵抗孤独感和孤立感的社交正向循环。

11.5 需要注意的几点

利用催产素来形成正向循环并不会总是一帆风顺,了解一些潜在的障碍能够让你能更好地应对状况。

11.5.1 催产素和性激素

催产素神经元对于性激素,比如雌激素或者睾丸激素水平的快速变如果你与自己的父母关系比较紧张的话，那么你的大脑在对亲密关系做出反应时，会采取一种更为消极的态度。

化非常敏感。[48] 在性激素的水平经历大起大落之后，催产素神经元可能会暂停正常的工作。因为通常在受孕或者青春期的时候会产生这些性激素的剧烈变化，所以与此相关的催产素变化有可能会对产后抑郁以及青少年抑郁起到促进作用。性激素水平还会被社交状态所影响，如丢失工作能够对性激素产生负面的影响。性激素水平也会在一段关系开始或者结束的时候产生变化。意识到催产素系统对性激素变化的敏感性会有助于你更主动地预防下行旋涡的产生。利用好本章所提到的各种建议，比如多锻炼和拥抱。记得和朋友一起出去活动，或者提醒他们经常来关心一下自己。保持同家人每周打电话的习惯。如果感觉焦虑非常严重的话，记得练习我们在第 2 章中提到的注意力技巧。最后，哪怕只是意识到自己的情绪会被催产素的水平波动所放大，也会有助于让自己觉得局面是可以控制的。

11.5.2 催产素并不总是有效

很遗憾，催产素并非马上就能够解决每个人所遇到的问题，但是对于催产素益处的实现过程可能会起作用。催产素能够促进紧密联系的感觉，但这并不总是能够减轻压力。当你失去对某些事情的控制时，压力就会出现，而当你过于在意其他人的时候，你的生活常常会变得失控（第 2 章中的一些小建议对大家会有帮助）。除此以外，关心他人也会增强岛叶皮层的活性——你所深爱之人所遭受的痛苦会更加深刻地影响到你。[49] 体会到共情是件好事，但是有的时候看到自己所关心的人遭受痛苦也会让你难以承受。

让我们继续来看一些并不乐观的信息吧：结果表明，如果你同父母
没有良好关系的话，那么你将很难利用好催产素的积极作用。最近有
一项研究对女性听到小孩哭声后的反应进行了调查。这些被试的女性
在给予催产素诱发刺激（也就是小孩的哭声）之前，被要求要握住一
根杆子。[50] 那些从小没有接受过严厉教育的女性在听到小孩的哭声时会
放松所握住的杆子，这被认为是要对小孩进行安抚的体现。而那些从小
接受严厉教育的女性在听到小孩的哭声后，并没有放松她们握着的杆子。
所以如果你小的时候所接受的是非常严厉的教育，那么催产素并不会自
动地为形成热心和温柔的互动创造条件。

除此之外，催产素增强你对于亲密关系的感觉也建立在你同父母的
相互关系之上。比如，最近有研究会给予男性一个诱发催产素的刺激，
然后让他们回想自己的母亲。[51] 经历催产素刺激以后，那些与他们的母
亲有着积极关系的男性会更加积极地回想起这一关系。但是对于那些与
母亲的关系并不顺利的人来说，他们回想起的母亲形象会更加糟糕。所
以，如果你与自己的父母关系比较紧张的话，那么你的大脑在对亲密关
系做出反应时，会采取一种更为消极的态度。

也许听上去不是很公平，因为没有人可以改变自己的童年。但是还
好，你还是有可能长久地改变自己的催产素系统的。催产素神经元在受
到刺激会产生结构的变化，伴随着有规律的刺激，这些变化可以持续好
几个月之久，[52] 从而会使这些神经元电位发放特征发生变化。[53] 任何可
以刺激催产素的活动都可以改善整个系统。人类大脑的运作主要依赖
"用进废退"的原则，但是催产素则不同，它们可以像心血管系统一样被
锻炼和强化。

因为第一次与外人接触可能会让你有点儿紧张，去看看心理治疗师

无论催产素能否马上让你觉得有所好转，它仍然在
改变着你大脑的化学和电活性。

也许会有帮助（见第 12 章），就像拥有一个私人教练会有助于你制订计划一样。但是要记住，无论催产素能否马上让你觉得有所好转，它仍然在改变着你大脑的化学和电活性。找到一个让自己有归属感的社区，可以是教堂、一个团队或者是一个兴趣小组。保持同他人的互动联系，而且对自己保持耐心，给你的大脑一些时间去做出改变。

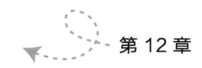

第 12 章

让大脑接受治疗

当你需要重新改造厨房的时候，肯定会找一个工程承包商。当你的汽车需要更换新的变速器时，你会给机修工打电话。对于任何专业化的事情来说，总有相对专业的人可以帮你实现。也许你并不总是需要他们，但是专业人士总会让工作更好更快地完成。而对于很多患有抑郁的人来说，他们却总是不愿意寻求专业的帮助。

尽管本书的大部分内容都是告诉你该如何自己帮助自己，但是我并不是要大家低估专业帮助的力量。精神科医生和心理学家是正向循环的重要组成部分。他们是帮你修正大脑神经环路，改善你对快乐的获取能力，增强你的注意力，以及减轻压力、焦虑和抑郁的额外工具。而且他们不仅仅是工具，也是你的教练，因为他们会帮助你更好地帮助自己，并且提供更多的工具帮你好转起来。

除了心理治疗以外，现代科学还发展出了很多可以帮助你激活大脑并且逆转抑郁的手段。抗抑郁药是一个好的开始，但是还有很多其他有用的治疗手段。让专业医生和心理健康专家参与进来，能够帮助你有效地重塑自己的大脑。

对于单纯的心理治疗来说，能产生治疗效果的人数和第一轮抗抑郁药物治疗的人数差不多，总共差不多有一半的人会达到治愈的效果或者有部分程度的好转。如果你能够将药物治疗同心理治疗联合起来的话，那么出现好转的概率几乎会翻倍。

12.1　专业帮助是有效的

有很多可以有效治疗抑郁症的手段能够起到非常神奇的效果。但问题是，它们对每个个体来说不是完全有效的。如果有 100 个抑郁症患者接受几个月抗抑郁药物治疗的话，大概只有 30 个人会完全好转。[1]这并不是一个很乐观的治愈率，但是仍然有 30 个人能够仅仅通过吃药就可以战胜抑郁症。另外会有 20 个人左右会出现部分程度的好转，但是仍然有可能再次复发。很不幸，剩下的人只会有非常轻微的改善或者完全没有作用。但是如果剩下的 50% 的人尝试另外一种治疗方式的话，又会有 15% 的人会好转。如果再试试第 3 种方法，那么还会有更多的人有所好转。

对于单纯的心理治疗来说，能产生治疗效果的人数和第一轮抗抑郁药物治疗的人数差不多，总共差不多有一半的人会达到治愈的效果或者有部分程度的好转。如果你能够将药物治疗同心理治疗联合起来的话，那么出现好转的概率几乎会翻倍。[2]

的确，现在还不知道哪种疗法一定能够有效地治疗抑郁症，这会让人觉得非常沮丧。然而，就像在书中提到的其他所有东西一样，某种特定的生活变化能够起到多大的帮助作用，我们也永远不会知道。对于一些人来说，简单的身体锻炼也许就会有很持久的作用。而对另一些人来说，仅仅改变睡眠卫生也会起到很好的效果。有些病人需要百忧解（prozac），另一些病人则需要安非他酮（wellbutrin）的治疗。所有这些不同的效果都是取决于你的神经环路独特的调谐方式。除非你亲自去尝试，否则永远也不会知道自己的大脑究竟是哪种类型的。

即使你并没有感到好转，但是药物仍然对你的大脑起着积极的作用。

所有这些治疗共有的一个缺点就是它们有时需要经过好几周的时间才可能起效。当这些治疗不能很快起效的时候，人们经常会放弃，尤其是采用药物治疗的人。但是这并不是一个好的策略，你不能通过只去了健身房一个星期然后就下结论说"健身对我来说是没用的"。对于形体的改变来说，通常是要经过好几个月才见效的。对于治疗抑郁症的过程来说也是类似的。在曾经进行的针对抑郁症治疗的一项规模最为庞大的研究中，大约有一半的人会在经过六个星期的长期治疗后产生完全的好转。很多人需要的时间甚至更长，但最后仍然是有效的。[3] 所以在面对自己的治疗时一定要有耐心。即便一开始的时候可能并没有什么效果，但是后续可能就会看到疗效。你唯一需要确认的一件事就是，即使你并没有感到好转，但是药物仍然对你的大脑起着积极的作用。感觉好转有时只需要你找到能够产生正确大脑变化的生活改变，并将它与当前的治疗结合起来。每个人的大脑都有所不同，每个人的抑郁症状也有所不同，所以治疗常常是一个探索的过程。

12.2　心理治疗如何改变大脑

同他人进行谈话究竟会多大程度上改变你的大脑呢？答案是很大程度。在上一章中，我们讨论了朋友和爱人的支持所带来的好处，而与专业人士的交谈会有自身特有的好处。这并不是说治疗师就可以取代朋友和家人的作用，其实是他们有着独特的贡献。

12.2.1　心理治疗可以降低边缘系统活性

正如我在本书一开始就提到过的，抑郁是由前额叶 – 边缘系统的交流异常引起的，而心理治疗之所以是一种很好的方式，就是因为它可以使得边缘系统的活性恢复正常。

在德国的一项研究中，抑郁症患者接受了长时间的心理分析，这是一种弗洛伊德式的心理治疗方法，它主要是对当前问题的标志以及童年期的起源进行干预处理。[4] 在开始接受治疗前以及经过一年的治疗以后，所有的患者都进行了功能性磁共振成像的扫描，在扫描过程中，研究人员会给患者观看一些可以唤起孤立感或联系困难感的图片。在治疗之前，与对照组相比，抑郁患者组表现出更高的内侧前额叶皮层活性，意味着过多的自我关注，以及对图像的情绪反应过程。而经过治疗之后，内侧前额叶皮层的活性恢复到了与健康人群相似的水平。而且边缘系统也重新恢复了正常，具体表现为杏仁核与海马反应活性的降低，以及腹侧前扣带回的活性降低。所以心理治疗在消除抑郁样的大脑活性方面的确取得了成功。

咨询专业人士 预约一位精神科医生、心理专家，或者是心理治疗师来寻求帮助。他们在帮助像你这种情况的人方面都有着很多年的经验。也许你会怀疑这些专业人士是否真的会有帮助，但是就像正向循环中的其他很多方面一样，当你不是很确定这些解决方案是否最终能够起效的时候，最好的方式就是一定不要放弃尝试，因为放弃的话是肯定不会有转机出现的。

杜克大学的一项研究对抑郁症患者进行了为期六个月的认知行为治疗，这是一种致力于改变病人的适应不良思维以及习惯的治疗方式。被试者在研究发现，治疗会增强他们大脑对于奖赏的反应程度，特别是在眶额皮层，而这一脑区主要就是负责动机和积极性。所以如果你缺乏做事的积极性或者发现自己曾经的爱好不再充满乐趣，行为激活疗法会对你有效。

进行治疗前后都会进行功能性磁共振成像。[5] 在进行治疗前的扫描中，抑郁患者的边缘系统看上去并不能很好地分辨出情绪化的与中性信息间的区别，抑郁的大脑看上去对待所有的信息都是一样的，不论它是否是情绪化的。也许你还记得我们在第 3 章中提到的，这种类型的反应是由边缘系统的过度活跃而导致的，并且可以引起下行旋涡的形成。而经过治疗以后，他们的大脑开始能够区分出情绪化和非情绪化的信息，并对其做出不同的反应，边缘系统的关键脑区，比如杏仁核和海马，也能对它们做出更加准确的分辨。因此这就说明，前额叶 – 边缘系统之间的交流重新恢复了平衡。

12.2.2　心理治疗会增强大脑的愉悦感

抑郁的时候，人们通常会觉得各种活动都不再像以前那么有趣和吸引人了。还好，利用行为激活疗法（behavioral activation therapy, BAT）有可能改变这一症状，这种疗法会让你更多地参与到更有乐趣、更有意义或者更有用的活动中，而减少那些有可能形成下行旋涡的行为。比如，我们在第 8 章中提到的有效率的拖延就是行为激活疗法的一种运用。它还包括强迫自己去习惯性地做一些小的有用的行为任务，比如每天早上冲个澡或者每天睡觉前整理床铺（对于更多的有用建议，可以在 www.flylady.net 网站查看）。即使你不觉得这些行为有什么用或者不喜欢做它们，但是你仍然会通过完成它们实现每一个很小的目标，并因此获得随之而来的对于神经系统的益处。

来自北卡罗来纳的一项研究中，抑郁症患者接受了长达数月的行为激活治疗。然后他们会玩一个赌博游戏，并同时接受功能性磁共振成像的扫描。[6] 研究发现，治疗会增强他们大脑对于奖赏的反应程度，特别是在眶额皮层，而这一脑区主要就是负责动机和积极性。所以如果你缺乏做事的积极性或者发现自己曾经的爱好不再充满乐趣，行为激活疗法会对你有效。

做自己曾经喜欢的事 如果你不再喜欢自己曾经的爱好或者活动，是会让自己充满压力的。但是你可以利用针对自己的行为激活疗法来克服这一问题。将你曾经喜欢的活动做一个列表，比如打网球，和朋友看电影之类的，要认识到自己目前缺少乐趣只是一种暂时的状况，要一直坚持继续做自己曾经喜欢的活动，即使它们看上去不再那么有趣了。

很重要的一点是，行为激活疗法还会增强背侧纹状体的活性，这会促使我们更多地去做有趣的活动并保持好的习惯。其他的治疗，比如针对个人的心理治疗和药物治疗，同样会增强背侧纹状体，[7]所以其实有不少方法都可以重新让我们找到曾经的乐趣。

12.2.3 心理治疗减轻焦虑的前额叶皮层活性

在一项有关心理治疗对抑郁患者大脑影响的研究中，加拿大的研究人员比较了认知行为疗法同抗抑郁药物的效果。[8]这一疗法包括一些专注力（正念）的技巧以及行为激活等。研究发现，认知行为疗法能够增强海马的活性并减弱前额叶皮层的活性。前额叶皮层的去活化很可能同担忧环路的活性降低有关。而且，这些变化与药物治疗所引起的改变有所不同。这就意味着心理疗法和药物治疗在不同的方面对抑郁症进行着抗击。

> 有趣的是，当我们对负面情绪担忧的时候，学着接受它们反而更加有利于它们的消散。

另一项加拿大的研究中，研究人员调查了具有中等程度焦虑和抑郁的病人在参与一个基于正念的压力减轻项目时的变化。[9] 正念训练本身并不属于心理疗法，但是包含很多来自心理疗法的技巧，所以二者有不少相互重合的地方。被试者被教着去培养一种学会接受自我感觉的模式。很多时候我们总是不愿意去感受自己的负面情绪，所以我们对它们采取排斥的做法。但是，这样做并无益于解决问题，反而只会留给我们更多的挫败感。学着接受，换句话说，能够让你明白你的感觉究竟是什么。它无所谓好或者不好，它就是它自己。有趣的是，当我们对负面情绪担忧的时候，学着接受它们反而更加有利于它们的消散，因为它们就像是清晨出现在阳光下的薄雾一样。

在学习过正念的技巧以后，研究人员给被试者观看一些电影中的悲伤片段。神奇的是，被试者的大脑对于悲伤的反应发生了变化，同时还伴随着他们抑郁、焦虑以及生理症状的减轻。正念训练减弱了他们的岛叶皮层和外侧前额叶皮层正常的去活化反应，从而使得这些脑区能够保持在正常的功能水平上，尽管他们仍能感受到悲伤。最后，正念训练增强了腹侧前扣带回脑区的活性，这一脑区同乐观态度的增强有关。这些大脑活性上的微妙变化更加突出了大脑在抑郁状态中所具有的复杂模式，并且展示了通过改变这些模式如何形成有益的正向循环。

12.2.4　心理治疗能够增强 5- 羟色胺功能

在一项来自芬兰的研究中，对于抑郁的心理治疗使得大部分抑郁患者的前额叶皮层中 5- 羟色胺受体的数量增多了。[10] 这一结果看上去非常合情合理，因为前额叶皮层中的 5- 羟色胺有助于我们更好地调节情绪和冲动行为。在其他一些注意环路的脑区，包括前扣带回脑区，同样也表现出 5- 羟色胺受体增多的现象。

也许你还记得心理疗法对于不同人的大脑有着不同的作用方式。大多数接受过心理治疗并且出现好转的人都会表现出 5– 羟色胺转运体数目的增多，[11] 但是还有一些出现好转的人，他们的 5– 羟色胺转运体的数量并没有发生变化。所以心理治疗对于不同人的来说，是通过不同的大脑机制起作用的。

12.2.5　心理治疗的作用不同于药物治疗

心理治疗不仅对不同个体起作用的方式不同，而且它们所影响的脑区也与药物治疗有所不同。前边讲到的来自芬兰的研究中发现，心理治疗能够引起 5– 羟色胺受体的数目变化，而药物治疗则没有这一效果。[12] 接受药物治疗的被试者有着相似水平的抑郁症状改善，但是他们并没有在 5- 羟色胺受体上表现出类似的变化。另一研究也表明，心理治疗会引起边缘系统活性的改变，而药物治疗则不能。[13] 这些结果提示，心理治疗同药物治疗对抑郁症起效的方式是不一样的。所以如果某种治疗方法不管用的时候，也许另一种方法会有效。（而实际上，很多抑郁患者在接受心理疗法和药物的联合治疗以后，效果会好很多。）

12.3　抗抑郁药物如何改变大脑

想要形成正向循环的最简单办法就是服用抗抑郁药物，因为它们会对大脑带来非常广泛的影响。

12.3.1　抗抑郁药如何起效

不同的抗抑郁药物起效的机理略有不同，但是其中的大多数都是通过在不同程度上影响 5- 羟色胺、去甲肾上腺素以及多巴胺系统来实现的。最为常见的一类抗抑郁药物就是选择性 5- 羟色胺再摄取抑制剂（selective serotonin reuptake inhibitor，SSRI），SSRI 类药物包括：来士普（lexapro）、百忧解（prozac）、帕罗西汀（Paxil）、西酞普兰（celexa）还有舍曲林（zoloft）。它们会结合到 5- 羟色胺转运体上，后者是负责将突触外的 5- 羟色胺重新吸收回神经元内的分子。正常情况下，5- 羟色胺会扩散到突触间隙之中，在那里它可以激活附近的神经元，然后 5- 羟色胺转运体会迅速地将它们清除掉。但是阻断 5- 羟色胺转运体以后，5- 羟色胺就可以在突触部位停留更长的时间，从而产生更强的效果。

其他的抗抑郁药物，比如欣百达（cymbalta）和去甲文拉法辛（pristiq），作用靶点要更加广泛，它们会同时作用在 5- 羟色胺和去甲肾上腺素系统上。还有安非他酮（wellbutrin）会同时作用于去甲肾上腺素和多巴胺系统。

准确地找到哪一类药物对自己有最好的效果，其实就是一个试错的过程，因为我们大脑中特定神经化学物质的精确组成是未知的。所以在最终找到对自己有最好效果而且不会产生太多副作用的那种药物之前，一般都需要尝试好几种药物。

12.3.2　抗抑郁药对大脑的影响

除了迅速阻断神经递质转运体的功能以外，抗抑郁药物还会在大脑中引起长时程的改变。它们会影响很多前额叶和边缘系统的脑区，包括岛叶、海马、杏仁核、前扣带回，以及背外侧前额叶皮层等。而且，它们还会促进新生神经元的生长，并且影响很多的神经递质系统，特别是多巴胺和 5- 羟色胺系统。

抗抑郁药物可以让很多边缘系统脑区的反应活性降低。在杏仁核中，抗抑郁药能够降低它对情绪化面部表情的反应。[14] 实际上，即便当你没有注意到这些情绪时，你仍会对其做出反应。在岛叶中，它们能够降低岛叶在不确定状态时的活性。[15] 你也许会回忆起第 2 章中的内容，不确定性会增加担忧和焦虑的水平，即便你预期到会有积极的后果。抗抑郁药还会减弱前扣带回的活性，特别是在预期负面的事件时，从而继续降低焦虑。

抗抑郁药还能够减少前扣带回脑区对于疼痛的反应，[16] 这意味着疼痛不再会引起前扣带回的广泛注意。将注意力从疼痛上转移开之后，会让大脑有更多的精力去专注于生活中更加积极的方面。

除此以外，抗抑郁药物还能够帮助重建前额叶 – 边缘系统间的正常交流。通常在抑郁中，情绪会让我们难以集中精力和清晰地思考，但是抗抑郁药可以改善这一问题。当我们想集中精力时，它们会增强背外侧前额叶皮层的活性，并且降低杏仁核的反应活性，后者会让我们难以集中精力。[17]

12.3.3　抗抑郁药物会产生很多神经化学效应

下面该讲到大脑的神经化学部分了。抗抑郁药物能够让大脑产生更少的 5- 羟色胺受体，从而能够更持久地改变 5– 羟色胺系统。更少的 5– 羟色胺受体可能看上去并不是一个有用的变化，但是因为如此多的大脑区域处在一种动态的相互联系中，所以很多变化并不是我们直觉所认为的那样，而且也并没有被人们完全理解，5– 羟色胺受体的变化就属于此类。

让人很惊讶的是，因为大脑会对抗抑郁药物做出反应，在刚开始的几周时间里，药物实际上会减慢 5– 羟色胺神经元的电活动频率，这会导致更低的 5– 羟色胺水平。[18] 我们可以将这一过程想象成一个想要在几年内拥有一副健美身材的人，你的目标是要让自己变得更加健康，但是刚开始几次去健身房可能反而让你觉得更糟。经过几个星期以后，5-羟色胺神经元的电活动频率恢复了正常，而且 5-羟色胺的水平也恢复了。5-羟色胺神经元的这一延迟反应也许能够解释，为何抗抑郁药物常常需要过一段时间才能真正起效。

尽管大部分的抗抑郁药并不是直接针对多巴胺系统的，但是仍然可以起到影响作用。抗抑郁药能够敏化多巴胺受体，使得它们能够对低水平的多巴胺变得更加敏感，[19] 从而有助于让生活变得更有乐趣和奖赏性。

抗抑郁药还能够增加脑源性神经营养因子的量，我们曾经在前边的章节中介绍过，这一因子的作用就像我们大脑的养料一样。它有助于新生神经元的生长，并促进成体神经元的再次连接，特别是在前额叶皮层和海马脑区，从而帮助改善前额叶 - 边缘系统间的通信交流。[20, 21] 相反的是，压力则会减缓或者阻断新生神经元的生长。所以抗抑郁药物能够直接对抗或者逆转由压力导致的神经系统损伤。

最后，抗抑郁药物同样有助于改善睡眠。它们能够减少 REM 睡眠的总量，并且增加对于恢复体力更有效果的慢波睡眠的总量。[22] 在这一点上，抗抑郁药物的作用和锻炼身体是类似的，而且我们知道，高质量的睡眠对于形成正向循环是非常有益的。

12.4　大脑刺激技术

除了心理治疗以及抗抑郁药物治疗以外，最近十多年还发展涌现出了其他一些改善大脑活性的治疗方法。这些新的治疗方法属于各种形式的"神经调节"（neuromodulation）方法，这一名称其实是"大脑刺激"或者"改变大脑活性"的更加时髦的说法。这些技术的范围很广，包括从实验阶段到已经得到验证的，也有从需要复杂手术到完全非侵入式治疗的。但是想要知道是否有适合自己的神经调节方法，最好还是去咨询相应的心理健康专家。

12.4.1　经颅磁刺激

经颅磁刺激（transcranial magnetic stimulation，TMS）是一种利用磁场脉冲来改变大脑神经活性的技术。治疗时需要专业人员将一个磁场很强的可以产生脉冲信号的电磁铁放到你的背外侧前额叶皮层之上，简单地说，就是这么回事。这是一项很酷的技术，不仅因为它提供了一种直接影响大脑神经环路的方式，而且它的感觉就像是有人在轻轻地拍打着你的额头。一个月的经颅磁刺激治疗被证明可以非常有效地抵抗抑郁症。经颅磁刺激同时还会影响与背外侧前额叶皮层有联系的其他脑区，包括背侧纹状体。[23] 对于背侧纹状体的调节，意味着人们可以更好地控制住自己的老习惯，并且养成新的习惯。而且，经颅磁刺激还能够促进内侧前额叶皮层和腹侧前扣带回中的多巴胺释放，[24] 从而帮助前额叶 – 边缘系统恢复平衡。

12.4.2　迷走神经刺激术

其实，听名字也许你就已经猜到了，迷走神经刺激术（vagus nerve stimulation，VNS）是通过刺激迷走神经来帮助治疗抑郁症的一种技术。这一过程需要在人的颈部通过手术植入一个电刺激器，虽然这需要较高的费用，但是对于很多患有极度严重抑郁的病人来说还是值得的。迷走神经刺激术通过迷走神经来改善大脑的活性，它的工作方式类似于我们曾经在第 9 章中提到的生物反馈过程。虽然最早的时候这项技术是被开发用来治疗癫痫的，但是它的确对于抑郁症有帮助，特别是在大脑处理自我感觉的方式上。[25]

12.4.3　电休克疗法

电休克（electroconvulsive therapy，ECT）技术是将电流直接投送到患者的头部，从而引起治疗性休克的一种抑郁治疗手段。它最早起源于 20 世纪 30 年代，那时还没有针对抑郁症的有效药物，之后这项疗法很快就让大家知道它可以非常有效地对很多抑郁症患者产生疗效。这种疗法对于其他精神类疾病的效果并没有那么好，但是在当时，也没有其他更好的方法可以替代它。所以，很不幸的是，电休克疗法在流行文化中开始形成了一些负面的声誉，而且通过一些负面的媒体宣传使得情况更加恶化，比如在经典电影《飞越疯人院》（*One Flew Over The Cuckoo's Nest*）中，就没有准确地描绘电休克疗法的正确使用方法。自从 20 世纪 50 年代以后，电休克疗法开始在麻醉的状态下使用，所以病人不需要再经历任何疼痛或者治疗中的不适。在最近几年里，随着技术的发展，甚至可以将疗法的副作用进一步减小，而且电休克疗法已经被持续地证明是治疗重度抑郁的一种非常有效的手段。[26]

电休克疗法的确切作用机理还不清楚，但是它的确会对大脑产生很广泛的影响。与抗抑郁药物治疗类似，它也能够增加脑源性神经营养因子的量，后者可以促进新生神经元的生长。[27]电休克治疗同时还能够促进催产素受体的功能，让这些受体更加敏感，而且它还会增强纹状体中多巴胺受体的功能。[28]

电休克疗法是一种经过美国食品药品监督管理局（FDA）批准的治疗手段，但是通常都是在伤害性更小的治疗手段不起作用的时候才会被使用。在药物治疗、心理治疗以及生活改变都不够有效的时候，电休克疗法通常都会非常有效地改善抑郁的症状。

12.4.4　今后的治疗技术

以下两种技术还没有被 FDA 所批准，但我在这里还要介绍它们，是因为这两种方法是采用完全不同的方式来调节我们前边已经讨论过很多次的那些相同的神经环路。

经颅直流电刺激（transcranial direct current stimulation，tDCS）是一种非常简单的技术，它需要一对安置在头皮上位于前额叶皮层上方的电极来提供非常微弱的直流电。经颅直流电刺激可以增强背外侧前额叶皮层的兴奋性，所以神经元会变得更容易被激活。一项关于经颅直流电刺激的研究表明，大多数接受治疗患者的抑郁症状减轻了差不多40%，而且效果可以持续一个月之久。[29]这些数据并没有说明经颅直流电刺激技术能够直接治愈抑郁症，但是如果它能够被FDA所批准的话，也会成为一种简单而有益的治疗手段。而且即便它现在还没有被批准，但是因为它属于一种相对温和且良性的治疗手段，你仍有可能从一些精神科医生那里按照非公开的方式接受这一疗法的治疗。

最后，对于某些患有重度抑郁症的患者来说，通过手术将电极植入到腹侧前扣带回脑区附近也是一种有用的方法。[30]这种被称为深部脑刺激（deep brain stimulation，DBS）的方法可以直接调整和改变包括前扣带回在内的任何大脑环路，而且在一些研究中，它已经被证明对抑郁症有着潜在的巨大影响力。然而，这一方法必须借助于脑部手术，这也是为何我们在本书中建议采用其他替代方式来改善和调节前扣带回脑区。

最后要说的是，现在已经有非常多的方法可以调节大脑中会造成抑郁症下行旋涡的环路。其中有些方法是需要医生处方才可以用的，有一些则不需要，但它们都属于正向循环的一部分。

结　　论

> 我们破旧的手提箱又一次堆放在人行道旁，因为还有更长的路要走。不过没关系，道路就是生活。
>
> ——杰克·克鲁亚克，《在路上》(*On the Road*)

我们几乎就要到终点了，希望此刻你的行李箱里装满了对于自己大脑新的认识和理解。现在的你已经知晓了不同的大脑区域如何通过相互作用从而形成抑郁的下行旋涡，而且你也掌握了各种应对工具，可以在需要的时候派上用场。

你已经知道了抑郁是由于前额叶–边缘系统间的交流出现了障碍；你也知道前额叶皮层会帮助你控制情绪和欲望，让你能够为未来制订计划；还有背侧纹状体负责实施旧习惯，伏隔核控制乐趣和冲动；前扣带回管理对于消极或积极事物的注意力；岛叶皮层负责情绪的自我感知；杏仁核介导焦虑；下丘脑调控不同的激素并且控制着应激反应；海马同杏仁核以及下丘脑有着密切的联系，并且是学习和记忆的核心脑区。

你同样也明白了不同的神经递质有着怎样的贡献。5–羟色胺有助于控制冲动，还有助于意志力和适应力；多巴胺在享受快乐和习惯中起着重要作用；去甲肾上腺素调节注意力和专注力；催产素是亲密关系所必需的。其他的神经递质同样重要，比如伽马氨基丁酸（对抗焦虑）、内啡肽（欣快感和减轻疼痛），还有内源性大麻素（食欲和平静感）。其他化学物质，比如脑源性生长因子（BDNF），有助于新生神经元的生长。甚至有一些免疫系统中的蛋白质也有着重要的作用。这一整个化学环境就像是国际金融贸易体系一样错综复杂。

每一件事物都是相互联系的：感激能够改善睡眠；睡眠能够减缓疼痛；疼痛的减轻有助于改善情绪；改善的情绪可以减轻焦虑，从而帮助注意力集中和制订计划；集中注意力和制订计划有助于决策；决策可以进一步减轻焦虑并促进愉悦感；愉悦感会让你更加感激，从而保证整个正向循环的往复继续；愉悦和乐趣还会让你更加愿意去锻炼和社交，从而反过来让你更加快乐。

你已经知道有很多方式可以调节所有那些重要的神经环路：你可以通过锻炼改变多巴胺和背侧纹状体；你可以通过按摩促进 5- 羟色胺的大量释放；你可以通过制定决策和设定目标来激活腹内侧前额叶皮层；你可以用拥抱降低杏仁核活性，并且用感激来增强前扣带回的活性；你可以通过睡眠增强前额叶皮层中的去甲肾上腺素。这些方法多到无法一一列举，而且这些益处能够形成一个反馈环路，从而引起更多积极的改变。

你大脑内的神经环路是相互连通的网络，就像我们所处的外界环境，但有时它也是一个脆弱的生态系统。这就是人们抑郁时所遇到的问题，它会让你处在下行旋涡之中，所有的事情都变得糟糕起来。然而，只需要通过一些微小的生活改变，你就能扭转趋势。而且随着你的大脑开始步入正向循环，此时生态系统会变得越来越有抵抗力，从而帮助你抵御今后抑郁症的复发。

由于所有的神经环路都会相互影响，所以对于问题的解决方案并非总是直接的。当你觉得不想与他人一起出去玩耍，那就去跑步吧；或者觉得不想去工作，那就去户外待一会儿；感觉难以入睡，想想值得自己感激的事；有太多需要担心的事，可以做做伸展运动。

所以下次当你感觉到情绪低落的时候，只需要记得，这是因为你的大脑处于一种特定的活性模式中。你需要做的就是做些什么来改变这种模式——做任何事都可以。比如你总是不能找到一个起床的理由，那就不要再找理由，直接起来就是了。一旦你的海马意识到环境发生了变化，它将会触发背侧纹状体开始做出习惯行为，或者至少会触发前额叶皮层找到一个新的理由。所以出去散步吧，或者马上打电话约上你的朋友。

结束就是开始

祝贺你！终于来到了本书的结尾。即便你现在一件事都没有记住，但是你仍然收获了很多神经科学所带来的益处。甚至在你阅读这些文字的时候，你的大脑也在不停地释放着多巴胺，因为它正期待着结束的到来。而且随着你结束阅读然后合上这本书，仍然会有新的多巴胺释放来帮助你回到现实世界。

最后要感谢你的阅读，希望我在书中提到的一些事物为情况的好转提供了新的途径，或者至少能产生更多的理解和接纳。也许事情并不会马上就产生变化，但是你已经通过思考它们而激活了那些重要的神经环路。不管你觉得看上去是否如此，此刻，你的正向循环之路已经开始了！

致　谢

首先，我要感谢我的科研导师以及在加州大学洛杉矶分校（UCLA）的各位支持者，他们是：马克·科恩，安迪·莱切特，伊恩·库克，迈克尔·艾布拉姆斯，以及亚历山大·贝斯特里茨基。感谢安吉拉·戈登和吉尔·马萨尔，没有他们的帮助就没有本书。感谢我的家人提供的无尽的爱和鼓励，特别是我的母亲对本书的编辑以及她敏锐的神经科学头脑。感谢艾利克斯·赛勒，杰西·戴维斯，山姆·托里西，以及乔伊·库珀的珍贵付出。感谢伊丽莎白·皮特森的爱和支持，她在编辑上的帮助让我觉得自己好像懂得了如何写作。最后还要感谢布伦熊极限女性社团（Bruin Ladies Ultimate）在我研究生期间以及一直以来对我的激励。

译 者 后 记

生活中，我们经常会听到"哎呀，听说某某得了抑郁症"这样的对话。抑郁症作为一种日益常见的精神类疾病，由于其较高的发病率和严重的危害性，受到人们越来越多的关注。虽然仅从字面意思上，我们就大概可以知道抑郁症的含义，但是对于抑郁症究竟是如何形成的，为什么有些人更容易得抑郁症，以及抑郁症是否可以预防等这些问题，人们所知道的还远远不够。因此，从帮助大众了解抑郁症及其背后神经科学基本原理的角度来说，非常有必要向读者进行这方面知识的科普。

所以，我们选取了这样一本既简单通俗又相对专业的读物介绍给大家。本书的作者是一位从事神经科学研究的科学家，同时他自己也经历了抑郁症的困扰，并最终走了出来。他将自己的切身感受和经验，结合专业的解读，通过本书分享给大家。相信通过阅读本书，不仅能够促进大家对于抑郁症有进一步的认识，同时也能为一部分有抑郁困扰的读者带来些许帮助。

最后，我作为一名同样从事神经科学研究的科研工作者，想告诉大家：尽管我们还没有做到对于抑郁症百分之百的了解，但幸运的是，目前对于大脑和抑郁症的认识，已经足够帮助我们在一定程度上对抗抑郁症这个病魔了，而且随着人类科技的进步和相关研究的进一步深入，相信有一天我们终究会完全战胜它！

抑郁 & 焦虑

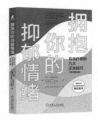

《拥抱你的抑郁情绪：自我疗愈的九大正念技巧（原书第2版）》

作者：[美] 柯克·D.斯特罗萨尔 帕特里夏·J.罗宾逊 译者：徐守森 宗焱 祝卓宏 等

美国行为和认知疗法协会推荐图书
两位作者均为拥有近30年抑郁康复工作经验的国际知名专家

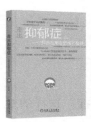

《走出抑郁症：一个抑郁症患者的成功自救》

作者：王宇

本书从曾经的患者及现在的心理咨询师两个身份与角度撰写，希望能够给绝望中的你一点希望，给无助的你一点力量，能做到这一点是我最大的欣慰。

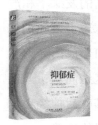

《抑郁症（原书第2版）》

作者：[美] 阿伦·贝克 布拉德 A.奥尔福德 译者：杨芳 等

40多年前，阿伦·贝克这本开创性的《抑郁症》第一版问世，首次从临床、心理学、理论和实证研究、治疗等各个角度，全面而深刻地总结了抑郁症。时隔40多年后本书首度更新再版，除了保留第一版中仍然适用的各种理论，更增强了关于认知障碍和认知治疗的内容。

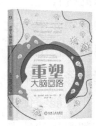

《重塑大脑回路：如何借助神经科学走出抑郁症》

作者：[美] 亚历克斯·科布 译者：周涛

神经科学家亚历克斯·科布在本书中通俗易懂地讲解了大脑如何导致抑郁症，并提供了大量简单有效的生活实用方法，帮助受到抑郁困扰的读者改善情绪，重新找回生活的美好和活力。本书基于新近的神经科学研究，提供了许多简单的技巧，你可以以每天"重新连接"自己的大脑，创建一种更快乐、更健康的良性循环。

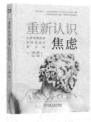

《重新认识焦虑：从新情绪科学到焦虑治疗新方法》

作者：[美] 约瑟夫·勒杜 译者：张晶 刘睿哲

焦虑到底从何而来？是否有更好的心理疗法来缓解焦虑？世界知名脑科学家约瑟夫·勒杜带我们重新认识焦虑情绪。诺贝尔奖得主坎德尔推荐，荣获美国心理学会威廉·詹姆斯图书奖。

更多>>>

《焦虑的智慧：担忧和侵入式思维如何帮助我们疗愈》 作者：[美] 谢丽尔·保罗
《丘吉尔的黑狗：抑郁症以及人类深层心理现象的分析》 作者：[英] 安东尼·斯托尔
《抑郁是因为我想太多吗：元认知疗法自助手册》 作者：[丹] 皮亚·卡列森